记忆也许会叛逃，但爱与科学永远在场

主编 王晶 赵黎萍 李玉华

记忆为何叛逃

破解真假痴呆之谜

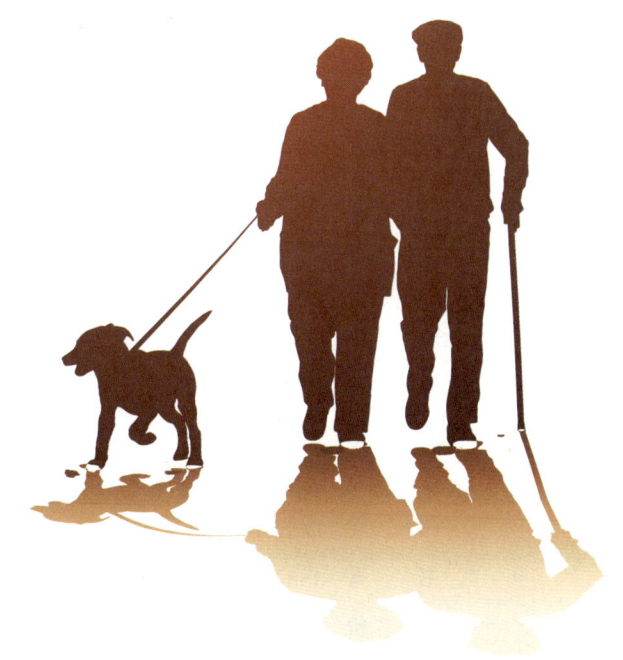

上海科技教育出版社

图书在版编目（CIP）数据

记忆为何叛逃：破解真假痴呆之谜/王晶，赵黎萍，李玉华主编. —— 上海：上海科技教育出版社，2025.7.
ISBN 978-7-5428-8414-5

I. R749.1

中国国家版本馆CIP数据核字第2025YA6641号

选题策划　蔡　婷
责任编辑　姜国玉　蔡　婷
装帧设计　杨　静

JIYI WEIHE PANTAO
记忆为何叛逃：破解真假痴呆之谜
主　编　王　晶　赵黎萍　李玉华

出版发行	上海科技教育出版社有限公司 （上海市闵行区号景路159弄A座8楼　邮政编码201101）
网　　址	www.ewen.co　www.sste.com
经　　销	各地新华书店
印　　刷	上海华顿书刊印刷有限公司
开　　本	720×1000　1/16
印　　张	10.75
版　　次	2025年7月第1版
印　　次	2025年7月第1次印刷
书　　号	ISBN 978-7-5428-8414-5/R·497
定　　价	78.00元

主编介绍

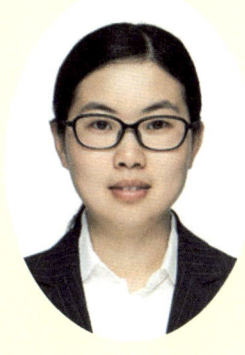

王晶

硕士，副主任医师，国家二级心理咨询师，上海市宝山区精神卫生中心第二党支部书记、病区主任，宝山区卫生健康系统"双带头人"，宝山区"老年抑郁障碍全病程管理职工创新工作室"领衔人，宝山区"老年抑郁障碍重点专科"学科带头人。

赵黎萍

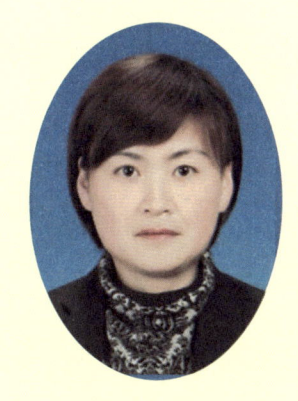

副主任医师，国家二级心理咨询师，上海市宝山区精神卫生中心医务科科长，上海市医院协会第四届理事会理事，主持参与区级科委课题多项，发表专业论文10余篇。

李玉华

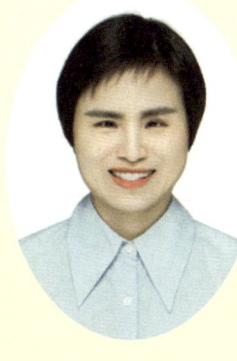

副主任护师，上海市宝山区精神卫生中心护理部主任，中华护理学会第二十八届精神卫生专业委员会专家库成员，上海市护理学会第十二届理事会理事。近5年以第一作者和通讯作者在核心期刊发表论文6篇，参编"十三五"职业教育国家规划教材《精神障碍护理》、"十四五"职业教育国家规划教材《护理心理学基础》。

编委会名单

主编　王　晶　赵黎萍　李玉华
主审　张展星　严　英　褚庆文　班春霞
顾问　李　霞　徐丽慧

编委（按姓氏笔画排序）

叶思聪　上海市宝山区精神卫生中心
冯　严　上海市宝山区精神卫生中心
刘　娜　上海市宝山区精神卫生中心
孙亚楠　上海市宝山区精神卫生中心
李玉华　上海市宝山区精神卫生中心
杨菊丽　上海市宝山区精神卫生中心
宋宣慧　上海市宝山区精神卫生中心
邱义玲　上海市宝山区精神卫生中心
陈结南　上海市静安区精神卫生中心
欧阳梅　南方医科大学附属南方医院
赵博慧　上海市宝山区精神卫生中心
冒海瀛　上海市宝山区精神卫生中心
徐蔡涛　上海市宝山区精神卫生中心

席秋江　赣南医科大学第一附属医院
唐甜甜　上海市宝山区精神卫生中心
葛海蓉　复旦大学附属中山医院吴淞医院
蔡钱婷　上海市宝山区精神卫生中心
戴　洁　上海市宝山区庙行社区卫生服务中心

绘画　顾嘉雯　沈胤凯

基金支持

宝山区科学技术委员会科普项目（5-L001）

宝山区卫生健康系统英才（优秀学科带头人）培养
计划资助（BSWSYX-2024-07）

宝山区老年抑郁障碍重点专科（BSZK-2023-BP10）

宝山区卫生健康委优青（育才）计划
（BSWSYC-2024-20）

宝山区卫生健康委优青（育才）计划
（BSWSYC-2024-21）

序一

随着国民经济的不断发展和健康保障制度的不断完善，我国大众平均寿命不断增长，老年人口数在总人口数中的百分比也相应上升。老年人的健康，已是当今社会和医学关注的重点。

研究发现，痴呆是影响老年人健康和生活质量，增加家庭负担和社会负担的主要疾病之一。有资料显示，全球60岁及以上人口的痴呆患病率为5%~7%；年龄每增加5岁，痴呆患病率加倍；95岁及以上老年人，痴呆患病率高达45%。痴呆的病因尚未阐明，可能与脑部变性疾病、脑血管疾病、脑外伤、感染、代谢和内分泌疾病、肿瘤、中毒、缺氧、维生素缺乏等有关，其中最常见的病因是阿尔茨海默病（Alzheimer's disease, AD），其次是血管性痴呆、路易体痴呆、帕金森病、脑外伤等。

本书用通俗的语言，通过案例的形式，深入浅出且系统地介绍了痴呆的定义，真性痴呆和假性痴呆的鉴别，引起痴呆的各种常见疾病的临床表现、诊断方法、治疗措施、康复手段和护理要点。每个病例后面还附有小贴士。

期望本书有助于大众对痴呆的了解，以克服痴呆给社会带来的困难。

施慎逊

2025年2月

序二

伴随着我国快速步入深度老龄化社会，认知障碍患病人数正在逐年攀升。认知障碍被认为是21世纪最大的健康危机之一，不仅给患者带来困扰，也给患者家庭及社会造成了不小的影响。

认知障碍引发的问题，需要全社会的关注和理解。认知障碍老年人的照护服务需求呈现快速增长趋势，为了给患者和家属提供更好的支持和治疗，本书应运而生。

本书编撰的主要目标是让读者对认知障碍患者的行为功能障碍和神经精神病学功能障碍等方面的理解达成共识，以便让医生更好地在临床上了解和处理这些疾病，减轻患者的痛苦，提高患者家庭成员和照护者的生活质量，同时为大众深入认知这一疾病带来全面且系统的指引。

本书借助鲜活案例，把复杂的认知障碍定义和类型、成因及早期迹象、治疗和管理等知识，通过生动的语言呈现给读者，让大众轻松领会。本书内容详实全面，深入阐释了各类认知障碍疾病的临床表现、诊断、治疗、康复与护理关键，每个病例后皆附贴心小贴士，重点明晰突出，在药物治疗、康复训练、日常护理、营养膳食以及与患者相处陪伴等方面亦着墨甚多，为患者家属提供了宝贵的照料指南，助力提升患者生活质量。书中还融入了认知障碍患者主要照护者的实践心得，使其更具实用性与指导性。

此外，临床护理人员精心绘制了生动的漫画穿插其中，让内容更加鲜活有趣，引人入胜。

我相信，本书的出版，能有效提升大众对认知障碍的理解，改变错误观念，消除公众歧视，使人们在日常生活中给予认知障碍患者更多关爱与支持，以此推动构建认知障碍老年人熟悉、和谐、友好的生活环境。

张展星

2025 年 3 月

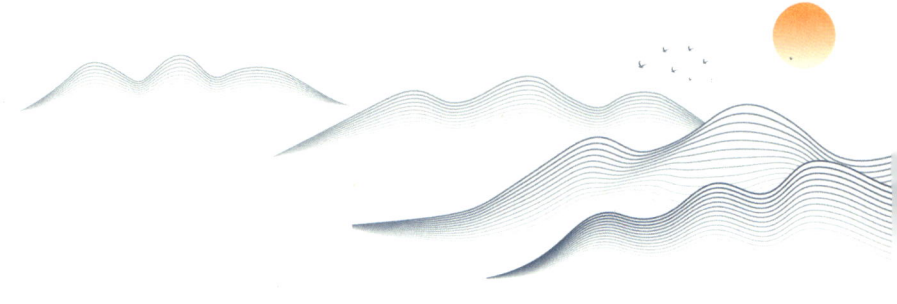

目 录

第一部分 你真的是痴呆吗

  痴呆的真假两面——真性痴呆和假性痴呆 / 2

第二部分 真假痴呆 21 例

  第 ❶ 例 解锁幻觉与睡眠障碍的真相——谵妄 / 8
  第 ❷ 例 遗忘的旋律——阿尔茨海默病 / 13
  第 ❸ 例 从温文尔雅到易怒暴躁——血管性痴呆 / 20
  第 ❹ 例 阿尔茨海默病遇上脑血管疾病——混合型痴呆 / 25
  第 ❺ 例 大伯的变奏人生——额颞叶痴呆 / 28
  第 ❻ 例 无故蹬被与小虫的背后——路易体痴呆 / 33
  第 ❼ 例 颤抖、僵硬与嗅觉失灵之谜——帕金森病痴呆 / 38
  第 ❽ 例 性格夸大的谜团——麻痹性痴呆 / 43
  第 ❾ 例 反复跌倒的李奶奶——进行性核上性麻痹 / 47
  第 ❿ 例 致死性快速进行性痴呆——克-雅病 / 51
  第 ⓫ 例 尿失禁与步态不稳的隐形纽带——正常压力脑积水 / 55
  第 ⓬ 例 守护大脑，预防痴呆——脑外伤性痴呆 / 58
  第 ⓭ 例 轻微创伤背后的隐患——慢性硬脑膜下血肿所致痴呆 / 61
  第 ⓮ 例 不容忽视的甲状腺——甲状腺功能异常所致痴呆 / 64

第⑮例　素食主义与痴呆风险——维生素 B_{12} 缺乏引起的痴呆 / 68

第⑯例　节食"陷阱"——低血糖引发的痴呆 / 73

第⑰例　滴滴香醇，滴滴毒害——酒精相关性痴呆 / 77

第⑱例　温暖的炉火，痴呆的凶手——一氧化碳中毒性痴呆 / 80

第⑲例　飘扬的红丝带——HIV 相关认知障碍 / 83

第⑳例　揭秘童样痴呆和甘瑟综合征——分离性假性痴呆 / 87

第㉑例　假性痴呆的隐匿面孔——老年抑郁症 / 91

第三部分　痴呆干预 7 法

第①法　为奔驰的列车踩下刹车——促认知药物科普 / 96

第②法　点亮希望之光——精神疾病药物科普 / 102

第③法　小小穴位，大大作用——痴呆的中医治疗 / 111

第④法　大脑健身操——认知训练方法 / 116

第⑤法　健康饮食，守护记忆——痴呆患者的营养支持 / 120

第⑥法　助您安睡每一天——痴呆患者的睡眠管理 / 127

第⑦法　关爱痴呆老年人的衣食住行——痴呆老年人的照护 / 131

第四部分　痴呆、时光和爱的故事

第①则　8 年守护，爱如初见——老伴得痴呆症后 / 142

第②则　爱的轮回：从被爱到给予——照顾痴呆母亲的日子 / 147

第③则　陪伴是最长情的告白——小静奶奶和向爷爷的故事 / 151

第④则　从陌生到熟悉的温柔守护——阿尔茨海默病患者的康复之路 / 154

参考文献 / 159

第一部分
你真的是痴呆吗

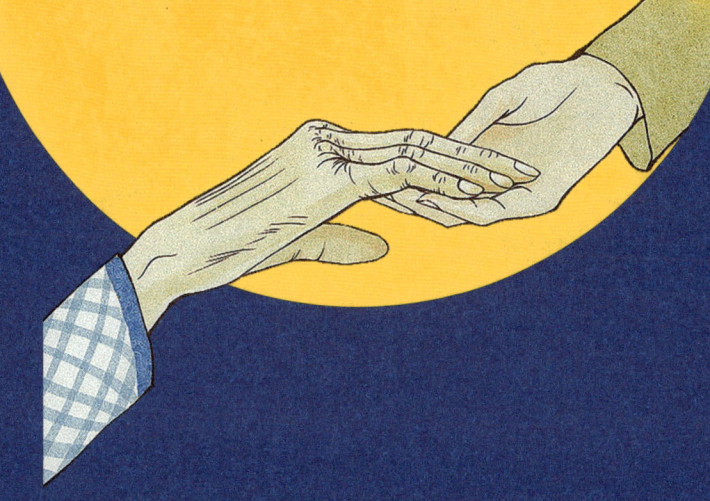

痴呆的真假两面
——真性痴呆和假性痴呆

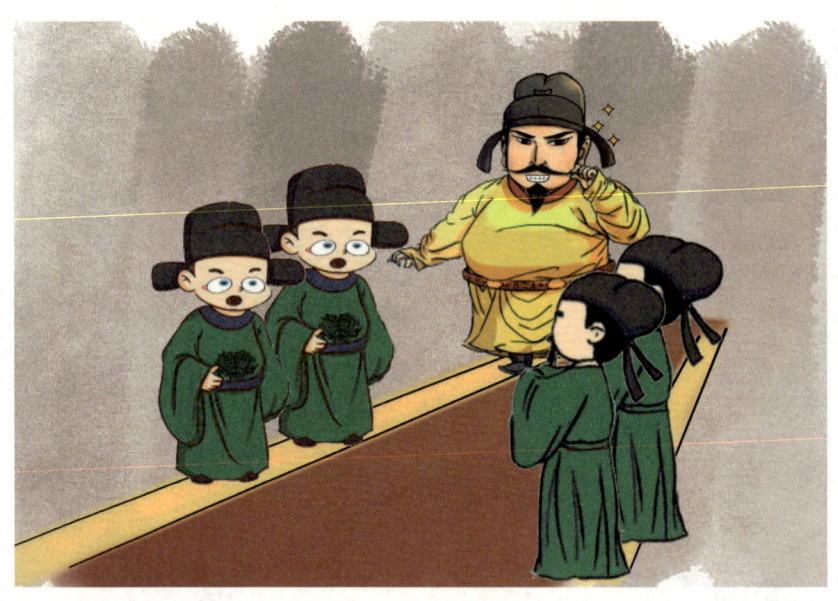

　　曾有传说，晚唐时期，唐宪宗第十三子李忱面对复杂多变的政治局势，巧妙地实施了"假装痴呆"的计谋，一度被人称为"傻光王"。在公开场合，他故意展现出反应迟缓、决策失误的形象，营造出一种智力减退或判断力下降的假象，同时他秘密指使手下散布他"痴呆"的消息以迷惑众人。通过这一精心设计的伪装，李忱迷惑了宦官，躲过了无数次杀机，最终成功登上皇位。

　　这个故事告诉我们，痴呆是可以伪装的，那"李忱假装痴呆"属于"假性痴呆"吗？

什么是假性痴呆

假性痴呆通常由精神或心理等因素引起，表现为大脑功能暂时性全面抑制，但大脑组织结构相对完好。这种痴呆持续时间较短，可突然出现、突然消失，在解除病因后可达到症状的消失。假性痴呆虽可能治愈，但痴呆的症状并不是患者有意为之。因此，李忱的"假装痴呆"是诈病，而并非真的假性痴呆。典型的假性痴呆有以下几种。

1. 抑郁性假性痴呆

此病多见于老年期抑郁症，患者表现情绪抑郁的同时，也存在行为动作迟缓、注意力不集中、记忆力减退、理解和判断沟通能力下降等，极易与真性痴呆混淆。

朱阿姨，66岁，丧偶，大学文化，退休前是一名公务员，退休后在家带孙女。孙女读小学后需寄宿在学校，孙女上学2个多月，朱阿姨经常感到闷闷不乐，不像往常那样整理家务，以致沙发和床上堆满了东西；她不想出门，经常呆坐于一处，表情呆滞。就诊时，朱阿姨对医生的提问，多数回答"不知道"，简易智能精神状态检查量表（minimum mental state examination, MMSE）评分为15分，家里人怀疑朱阿姨是不是患了痴呆。

就朱阿姨的年龄和文化程度来说，MMSE评分应该可以达到26分以上。朱阿姨在就诊的时候总是会提到"我是个没用的人，对不起女儿，不能帮到她"。朱阿姨主动诉说自己的不好。通过4周的抗抑郁药治疗，她的情绪和认知功能都得到了明显改善，MMSE评分达到了27分。

抑郁性假性痴呆患者倾向于暴露甚至夸大自己的问题，而不像真性痴呆患者那样总是极力掩饰自己的问题，喜欢把自己往好的方面去说。和真性痴呆相比，抑郁性假性痴呆起病较急，发展较快。认知障碍症状随着抑郁症状的好转而改善，抗抑郁药治疗有效。

2. 心因性假性痴呆

这是指受到强烈的精神创伤后出现的认知功能损害，大脑的组织结构方面无器质性的损害，解除社会心理因素后，认知功能可以完全恢复正常。在临床上，常见的有童样痴呆和甘瑟（Ganser）综合征，该病常见于年轻女性。童样痴呆顾名思义，该病多表现类似儿童的行为举止，常以"幼儿"的身份自居。甘瑟综合征患者对于简单的问题，给予近似正确但实际错误的答案，如一双脚有9个脚趾，人有4只手等。这类疾病是由精神病学家Ganser首先发现的，所以被称为甘瑟（Ganser）综合征。

秦女士，36岁，在一次买鸡蛋时没有拿购物袋，当场将裙子撩起装鸡蛋，回家后才发现自己穿的是裙子。自此，行为变得幼稚，称丈夫是"哥哥"，要丈夫同其坐在地上玩，称10岁的女儿是"妹妹"，不能料理家务。就诊后被诊断为心因性假性痴呆，治疗时医生发现秦女士潜意识中有强烈的羞耻感，并认为只有通过变成孩子才能理解自己的行为。通过系统心理治疗后，秦女士的症状很快消失，认知功能也恢复到了之前正常的水平。

什么是真性痴呆

真性痴呆是指大脑发育成熟、智力发育正常以后，因各种有害因素，如感染、中毒、头部外伤、缺氧、神经系统病变等，导致脑部器质性病变，引起记忆力、注意力、执行功能、语言功能、感知能力以及人格等方面的损害，严重时可出现精神行为症状。导致真性痴呆的常见原因有以下几个方面。

1. 神经变异性疾病

如阿尔茨海默病痴呆、路易体痴呆、额颞叶痴呆等。阿尔茨海默病痴呆是最常见的类型，占所有痴呆的60%左右，首发症状多以近记忆力减退为主。近记忆力减退指的是忘记最近发生的事情，却记得年代久远的事情。门诊常遇到家属说："以前的事情都记得很牢呀，记性挺好的，怎么会有痴呆呢？"对于阿尔茨海默病患者来说，这其实属于正常现象。

美国前总统里根在83岁高龄时，公开宣布自己患有阿尔茨海默病痴呆。这一消息震惊了世界，这位曾以坚毅和智慧引领国家的人物，竟然面临着记忆力的严峻挑战。事实上，在里根总统被正式诊断的6个月前，他的女儿就注意到了一些不寻常的迹象：里根竟然忘记了自己曾经参演过的电影《战俘》。这部电影对他来说意义非凡，因为承载着他个人的历史和回忆。然而，在与女儿的对话中，他却对这部电影毫无印象。

这个故事提醒我们，阿尔茨海默病的早期症状往往微妙而隐匿，只有最亲近的家人才能察觉到这些变化。遗憾的是，由于人们对这种疾病的认识不足，这些早期的警示信号很容易被忽视。里根总统的女儿当时也没有意识到这些症状的重要性，从而错过了可能的早期干预和治疗机会。

2. 中枢神经系统的感染

如单纯疱疹性脑炎，该病特征性的症状为急性发热、头痛、癫痫发作、神经功能缺损和意识障碍，死亡率较高。若及早应用抗病毒药物，死亡率可控制在10%以下，但往往会出现记忆力下降、理解沟通及判断能力差等认知功能损害的症状，这种损害可能是永久性的。

3. 营养代谢性障碍

如叶酸、维生素B_{12}、维生素B_1、烟酸等缺乏，会引起中枢神经系统损害，长期缺乏这些营养物质，会出现类似痴呆的症状，如疲乏、困倦、精力不足、健忘等。营养代谢性障碍与胃肠切除术、小肠吸收不良综合征、糙皮病等疾病有关，也可能是长期节食减肥或长期只吃某种食物所引起。上述情况均会影响营养物质的吸收，通过补充对应的营养物质，可缓解痴呆症状。

4. 脑部血管性病变

以脑血管疾病或脑血流受损为主，脑缺血或脑出血后血管完整性丧失，破坏正常脑功能，从而出现认知功能损害。血管性痴呆是第二常见的痴呆，仅次于阿尔茨海默病痴呆。血管性痴呆常合并阿尔茨海默病痴呆，在所有痴呆患者中占30%~40%。

假性痴呆和真性痴呆的主要鉴别点见表1。

表1 假性痴呆和真性痴呆的鉴别

项目	假性痴呆	真性痴呆
常见病因	抑郁症等	阿尔茨海默病等
起病形式	较快	较缓慢
病情发展	随着原发疾病的好转而好转	逐渐加重
对认知的感受	把病情说得更严重	掩饰病情，否认有问题
对认知障碍的补偿	不设法做补偿	会刻意做笔记记住某些事情
1天内的认知变化	基本稳定，白天夜间差别不大	有时波动较大，夜间会更差
回答问题	常说"不知道"	愿意回答，但经常答错
执行任务	自感无法完成，不尽力去做	能力受损，但会尽力去做
行为表现	与认知损害程度不相称	与认知损害程度相称
情感表现	痛苦感强烈	情绪不稳定或情感平淡
精神病性症状	较少见	在疾病中晚期时多见
自知力	求治愿望强烈	不认为有病
预后	较好	相对较差

假性痴呆和真性痴呆的症状相似，两者之间会存在重叠和共病的情况，了解两者间的区别，能帮助我们更准确地识别，避免误诊、误治。假性痴呆患者在经过及时有效的治疗后，往往能在短时间内恢复到正常状态，预后较好。真性痴呆虽难以完全逆转，但可通过科学的治疗与护理减缓病情的进展。因此，对于疑似痴呆症状的患者，应及时就医进行专业诊断，明确病因和性质。

（王　晶）

第二部分
真假痴呆 21 例

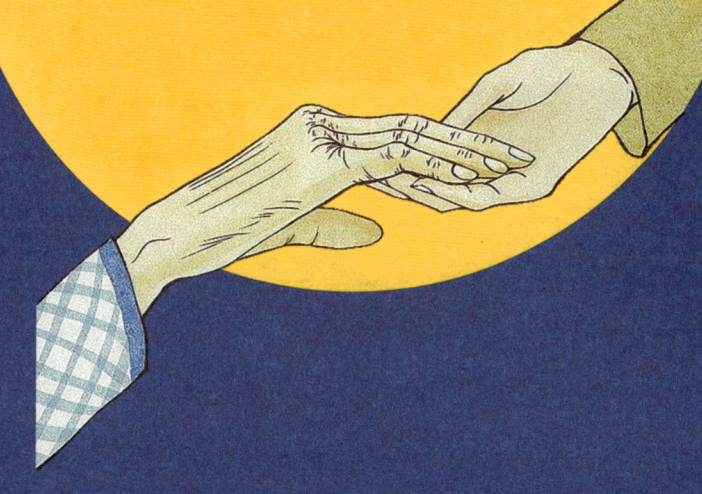

第①例　解锁幻觉与睡眠障碍的真相
——谵妄

李先生是一位和蔼可亲、热爱生活的退休教师。然而，一场突如其来的疾病打破了他平静的生活。李先生因肺部感染住院治疗，正当家人以为他即将康复之际，李先生的病情突然之间出现了变化。他变得焦躁不安，眼神中充满了恐惧与疑惑，常对着空无一人的房间喃喃自语，仿佛在与幽灵对话。随着病情的加重，李先生的幻觉愈发严重。他声称自己看到了已故的亲人站在床边，微笑着向他招手。这些幻觉让他时而兴奋，时而绝望，情绪如同过山车般起伏不定。李先生的睡眠模式也发生了显著变化，他白天昏昏欲睡，夜晚却异常兴奋，甚至会出现说梦话、梦游等行为。家里人都很疑惑，怎么突然变得神经兮兮的，难道是痴呆了？李先生的异常行为究竟是怎么回事呢？

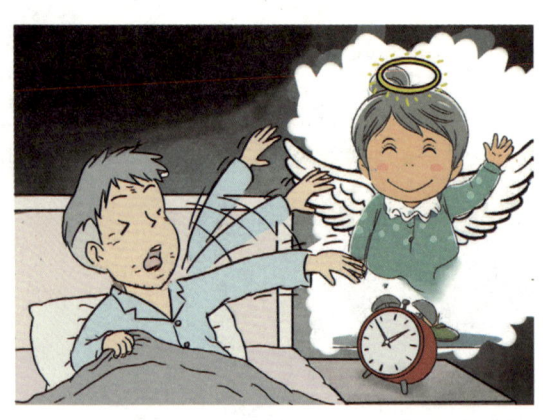

经过医生细致而全面的评估，李先生的异常行为被诊断为"谵妄"。考虑他的谵妄与肺部感染密切相关，感染会导致他的身体功能下降，大脑功能受到严重影响，而睡眠模式的改变又会进一步加剧他的谵妄症状。谵妄作为一种急性脑功能障碍，其复杂性和多样性常常让医生、患者及其家属感到困惑与不安。

解说 "谵妄"

谵妄是一种非特异性的脑器质性综合征，患者意识清晰水平降低，出现大量的错觉和幻觉，幻视多见。症状通常具有波动性，谵妄状态多在夜间加重，具有"昼轻夜重"的特点，持续时间可数小时至数日不等。

一、谵妄的症状

1. 意识障碍

患者意识水平下降，对环境的定向能力减弱，如分不清时间、地点和人物。他们可能时而清醒，时而迷糊，表现神志不清、答非所问等症状。

2. 认知功能改变

患者的记忆力、逻辑思维能力、理解能力等明显受损。他们可能出现注意力无法集中、记忆力减退、语言混乱、逻辑推理能力下降等症状。严重者甚至会出现谵妄性痴呆，即暂时性的智能障碍。

3. 知觉障碍

患者常出现错觉和幻觉，尤其是视幻觉。他们可能看到并不存在的物体或人物，听到并不存在的声音，甚至感受到并不存在的触觉刺激。

4. 睡眠觉醒障碍

患者的睡眠-觉醒周期被打乱，可能出现白天嗜睡、夜间兴奋的情况。部分患者还会出现昼夜颠倒、入睡困难或整夜清醒等症状。

5. 情绪行为障碍

患者情绪波动大，可能出现焦虑、抑郁、恐惧、易激惹、愤怒、欣快、情感淡漠等多种情绪状态。这些情绪变化常常在短时间内快速转换，且不可预测。在夜间缺乏外界刺激的情况下，患者可能会出现自发地呼喊、尖叫、咒骂、呻吟等异常行为。

二、谵妄的类型

1. 兴奋型

表现为兴奋、精神行为活动增加，如躁动、坐立不安、徘徊等。可能出现幻觉或妄想，言辞激烈，有时表现出攻击性行为。

2. 抑制型

表现为淡漠、嗜睡、精神行为活动减少，如精神萎靡、疲乏、觉醒度下降等。从兴奋型转为抑制型，可能提示疾病加重；此类谵妄具有隐蔽性，不易被察觉，容易漏诊。

3. 混合型

表现为兴奋和抑制的症状交替出现。

三、谵妄的诊断要点

谵妄的核心特点是在短时间内（数小时或数天）出现注意力、定向和意识紊乱，常伴有幻觉和睡眠节律的紊乱，或出现短暂的全面神经认知损害症状（类似痴呆的症状），而且症状在1天内时有波动变化，具有昼轻夜重的特点。

四、谵妄与痴呆的鉴别

谵妄患者常出现类似痴呆的症状，与痴呆鉴别较为困难。痴呆的又是谵妄的主要危险因素，在一些诱发因素下两者会同时出现，早期识别两者有助于指导治疗，减少并发症的发生（表2）。

表2 谵妄与痴呆的鉴别

鉴别要素	谵妄	痴呆
起病特点	急性起病，病情发展迅速	慢性起病，病情逐渐进展
症状表现	以意识障碍，幻听幻视等症状为主，常伴有记忆力减退等类似痴呆的症状	记忆力减退，注意力不集中，判断力、理解力、语言功能减退等认知功能减退症状
病因	多由感染、中毒、手术、药物等因素引起	常与阿尔茨海默病、脑血管疾病等有关

（续表）

鉴别要素	谵妄	痴呆
治疗与预后	治疗原发病后多可好转，预后与原发疾病的严重程度有关	难以治愈，但可通过治疗延缓病情发展

五、谵妄的治疗

1. 对因治疗

治疗引发谵妄的原发病，如抗感染、纠正电解质紊乱、补充能量等。对于药物引起的谵妄，应及时停用或调整药物剂量。

2. 对症治疗

主要是控制患者的精神症状。可选用安全有效的抗精神病药物治疗，如氟哌啶醇、利培酮等。这些药物能够有效控制患者的幻觉、妄想等精神症状，改善患者的生活质量。

3. 支持和改善环境

为患者提供安全、舒适的环境，移走危险物品以防意外发生。家属短暂的访视有助于缓解患者的焦虑情绪。在病室中放置电视机、收音机和日历，同时要有适当的光线，这些都有助于患者定向力的恢复。

六、谵妄的预防

1. 预防认知功能损害

通过定期的认知功能训练、益智活动等方式来保持大脑的活跃度。

2. 避免制动

鼓励患者尽早活动，减少医疗原因导致的制动。适当的运动可以促进血液循环和新陈代谢，有助于预防谵妄。

3. 配备相关辅助装置

为视力下降、听力下降的老年人配备眼镜、助听器等辅助装置，以提高他们的生活质量并降低谵妄的风险。

记忆为何叛逃

4. 注意药物使用

对于正在服用多种药物的患者,特别是抗胆碱能药物等可能引发谵妄的药物,应严格遵医嘱用药并定期监测药物反应。

5. 保持良好的生活习惯

戒烟限酒、合理饮食、保证充足的睡眠等良好的生活习惯,有助于维持身体健康和心理健康,从而降低谵妄的风险。

小贴士

哪些人群更容易出现谵妄

- 老年人:特别是65岁以上的老年人。
- 有认知障碍:如阿尔茨海默病、帕金森病等痴呆患者。
- 手术后的患者:尤其是心脏手术和髋关节置换术后。
- 药物依赖者或滥用者:长期乙醇(酒精)依赖或其他药物滥用者。
- 感官受损的人:如视力或听力受损,会增加谵妄的风险。
- 营养不良或脱水:包括缺乏维生素B_1、维生素B_{12}、叶酸等营养素缺乏。
- 突发疾病:如低血压、急性肾衰竭、电解质紊乱等。
- 环境变化大:如入院治疗、转移至新的住所。

(王 晶)

第❷例　遗忘的旋律
——阿尔茨海默病

张阿姨，68岁，退休前是一名幼儿园教师。她温柔且充满爱心，一直是孩子们心目中的"张奶奶"。退休后，她在家中照顾孙子，日子过得充实而幸福。张阿姨喜欢读书、编织和做饭，她的生活一直充满了色彩和温馨。

最近，张阿姨开始频繁地忘记家务活的细节，比如忘记关火、丢三落四，甚至有时忘记接放学的孙子。起初，家人以为她只是年纪大了，记性差了。然而，情况逐渐恶化，她开始忘记家人的名字，有时还会迷路，这让家人深感担忧。张阿姨的女儿小张注意到母亲的不对劲，心中感到隐隐不安，决定带她去医院检查。到医院就诊后，医生发现张阿姨患有阿尔茨海默病痴呆。

随着病情的进展，张阿姨的认知障碍症状越来越严重。她开始无法完成一些日常的简单任务，例如穿衣服、做饭等。她的言语表达也变得混乱，常常词不达意。情绪也变得愈发不稳定，有时会无缘无故地发脾气，有时又会莫名其妙地哭泣。张阿姨的丈夫为了照顾她，不得不放弃了自己的兴趣爱好，家人在情感和经济上都承受着巨大的压力，心力交瘁。

解说　"阿尔茨海默病痴呆"

阿尔茨海默病是一种不可逆的、进行性的神经退行性疾病，通常发生在老年人群中，主要表现为记忆丧失、执行功能等认知功能下降，日常生活能力减退以及行为改变等精神病性症状。阿尔茨海默病痴呆是痴呆最常见的类型。

一、阿尔茨海默病痴呆的主要症状

阿尔茨海默病的症状通常随着疾病的进展逐渐加重，在不同的阶段，症状表现会有所不同。

1. 早期症状

①记忆力减退：主要表现为近记忆受损，无法清晰回忆近期发生的事情，时间越近发生的事情越容易遗忘，但对远期记忆相对保留。②视空间障碍：部分患者可能出现外出后找不到回家的路，看书时不会换行阅读等情况。③人格方面改变：表现为不爱清洁、不修边幅、暴躁、易怒、自私、多疑等。

2. 中期症状

①记忆进一步下降，熟悉的人和事都记不住，以前掌握的技能逐渐衰退，远期记忆也开始受损。②学习新技能的能力下降：如不会使用新买的家电或其他电子产品等。③日常生活能力下降：不能独立处理日常生活事务，如坐车、理财、购物、做饭等，需要他人帮助完成日常活动。④精神行为症状：可能出现幻觉、妄想等精神症状。

3. 晚期症状

功能全面衰退，如生活无法自理，吃饭、个人卫生等都需要家人协助。严重者可能完全丧失语言能力，吞咽困难，甚至瘫痪在床，最终可能因皮肤感染、肺部感染等疾病去世。

二、阿尔茨海默病痴呆的诊断方法

1. 阿尔茨海默病的可能诊断

通常需要病史采集、血液检查、认知功能评估和影像学检查等。病史采集

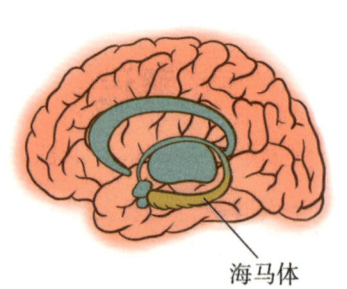

海马体

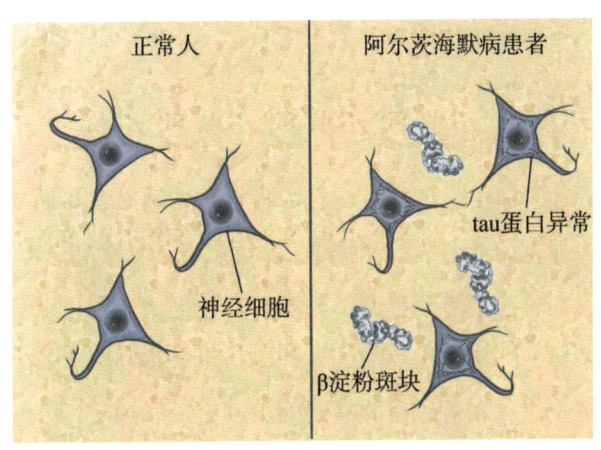

是为了详细了解患者的认知功能变化、日常生活能力下降的情况，以及是否伴有精神行为症状等。血液检查包含甲状腺功能检测、维生素 B_{12} 和叶酸水平、血糖、血脂等，排除其他可能导致认知障碍的原因。认知功能评估是通过量表评估患者的记忆力、注意力、语言能力、执行功能等多个认知领域的情况，了解认知功能损害的严重程度。影像学检查，如头颅磁共振成像可以显示脑萎缩的情况，特别是海马体和内侧颞叶的萎缩，这在阿尔茨海默病中较为常见。

2. 阿尔茨海默病的精准诊断

需要进行正电子发射断层扫描（PET）检测或脑脊液检测。如 Aβ-PET 和 Tau-PET 显像，用于观察大脑的代谢活动和淀粉样蛋白沉积情况；检测脑脊液中的β淀粉样蛋白42、tau 蛋白的浓度，对阿尔茨海默病的精准诊断有重要意义。

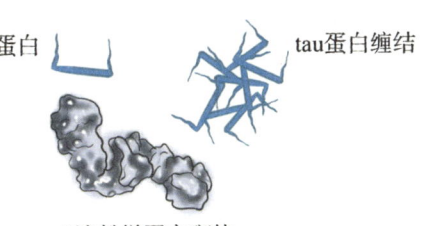

三、阿尔茨海默病痴呆的治疗方法

阿尔茨海默病尚无治愈方法，但有一些治疗手段可以延缓病情的发展，帮助管理症状，改善患者的生活质量。其治疗主要包括心理社会治疗和药物治疗。

（一）心理社会治疗

对轻症患者应加强心理支持与行为指导，鼓励患者参加社会活动；对重症患者应加强生活上的照顾和护理，注意患者的饮食和营养。主要包括：①对患者的提问，应给予简单明了的回答；②提供有利于患者定向和记忆的提示，如日历，标出常用物品的名称，指出卧室和厕所的方位等；③不要和患者发生争执；④对兴奋和吵闹的患者应及时劝阻；⑤鼓励患者适当活动；⑥应定期和医生联系，及时得到医生的指导。

（二）药物治疗

1. 对症治疗

出现行为和精神症状者，应给予必要的对症治疗。可短时间、小剂量使用抗精神病药控制幻觉、妄想等精神行为症状，一旦精神病性症状消失或者缓解，即应该尝试减停抗精神病药物。伴有淡漠、抑郁、敌意攻击、易激惹的患者，可给予抗抑郁药，如5-羟色胺选择性再摄取抑制剂（serotonin-selective reuptake inhibitor，SSRI）。应慎用可以加重认知损害的抗惊厥药和苯二氮䓬类药物。

2. 改善认知功能药物

改善认知功能的药物目的在于改善认知功能和延缓变性过程，目前临床证实疗效比较好的药物主要有以下两种。

（1）多奈哌齐（donepezil）：是乙酰胆碱酯酶抑制剂，常用剂量为5~10mg/d，起始剂量5mg/d，1周后可增加至10mg/d。该药不良反应较轻，主要有腹泻、恶心、睡眠障碍，无明显肝脏毒性作用。类似的药物还有重酒石酸卡巴拉汀，常用剂量为4.5~13.5mg/d。

（2）美金刚（memantine）：是低亲和力、非竞争性 N-甲基-D-天门冬氨酸(NMDA)受体拮抗剂，也被推荐用于治疗中、重度阿尔茨海默病，常用剂量为 10~20mg/d。

四、阿尔茨海默病痴呆的居家护理秘籍

（一）日常护理

1. 创建规律的生活环境

建立日常作息表。帮助患者保持规律的生活习惯，包括固定的起床、进餐、活动和睡觉时间。这可以减少患者的困惑和焦虑。此外，我们要简化生活环境，如减少家中的杂物和噪声，使用标签和提示卡片来帮助患者识别常用物品和房间。保持家居环境整洁有序，避免过度刺激。

2. 饮食和营养

为确保患者的营养摄入均衡，应提供富含蛋白质、维生素和矿物质的食物，例如，新鲜蔬菜、水果、全谷物和瘦肉，避免高糖和高脂肪的食物。对于食欲不振的患者，可以将每天的餐食分为多份，减少一次性进食的压力，同时保证营养摄入。此外，帮助患者摄入充足的水分也很重要，可以设置定时提醒或饮水时间表。

3. 个人卫生

帮助患者进行日常洗漱时，要耐心引导他们完成洗澡和更换衣物的步骤。为了简化这些过程，可以使用防滑垫和扶手等辅助工具。平时要保持口腔清洁，每天帮助患者刷牙，预防口腔疾病。推荐使用含氟牙膏和柔软的牙刷。

（二）沟通技巧

1. 保持耐心和温柔

与患者交流应使用简单明了的语言和短句，避免复杂的词汇和长句。耐心等待他们的回应，不要打断他们。保持眼神接触，通过微笑和点头来表示理解和鼓励，这有助于增强他们的安全感和信任感。如果需要，可以温柔地重复问题或指示，以提醒他们，不要表现出不耐烦。

2. 使用非语言沟通

在沟通交流时，可以利用手势和面部表情来帮助他们理解，用简单的动作和肢体语言表达意图。适度的触摸和拥抱也能传递关爱和安慰，但要尊重患者的个人空间。注意观察患者的反应，并根据需要调整互动方式。

（三）安全措施

1. 防止迷失

为确保患者的安全，可以为他们佩戴写有姓名、联系方式和家庭住址的身份牌，以便在外出时得到及时帮助。同时，确保门窗上锁，并安装防止患者自行外出的安全装置，如门铃或警报器，以进一步保障他们的安全。

2. 防止跌倒

应清理地面上的杂物和地毯，保持地板干燥且防滑，特别是在浴室和厨房要加强防滑措施。在卫生间安装扶手，并为患者提供拐杖或助行器，以帮助他们更安全地行走。同时，家居的布置应方便患者的移动。

3. 药物管理

帮助患者按时按量服药，严格遵循医嘱。可以使用药盒或药物提醒器来帮助记忆。同时，将药物妥善存放在安全的地方，以防患者误服。

（四）照护者的自我照顾

1. 保持健康

保持均衡的饮食，确保摄入足够的营养，避免暴饮暴食，养成良好的饮食习惯。定期进行适当的体育锻炼，如散步或瑜伽，以保持身体健康。

2. 寻求支持

与其他家庭成员共同分担护理责任，定期召开家庭会议交流护理经验和感受，以减轻压力。同时，寻求专业护理人员的帮助，必要时使用临时托管服务。了解和利用社区资源和专业护理机构的支持，以提供更好的照顾。

3. 情感调节

通过阅读、听音乐或练习冥想来放松身心，安排个人时间做自己喜欢的事情。加入社会活动小组，与其他照护者交流经验和感受，分享护理心得，相互鼓励，这有助于缓解压力和愉悦心情。

> **小贴士**
>
> **阿尔茨海默病痴呆的14个危险因素**
>
> - 受教育程度较低。
> - 听力受损。
> - 高血压。
> - 吸烟。
> - 肥胖。
> - 抑郁。
> - 缺乏身体活动。
> - 糖尿病。
> - 过度饮酒。
> - 创伤性脑损伤。
> - 空气污染。
> - 社会孤立。
> - 高水平的低密度脂蛋白胆固醇。
> - 未经治疗的视力受损。

（徐蔡涛）

第3例 从温文尔雅到易怒暴躁
——血管性痴呆

王大爷，75岁，退休前是银行职员。王大爷性格温文尔雅，人际关系很好，平常很喜欢帮助别人，大家都觉得他是个"谦谦君子"。

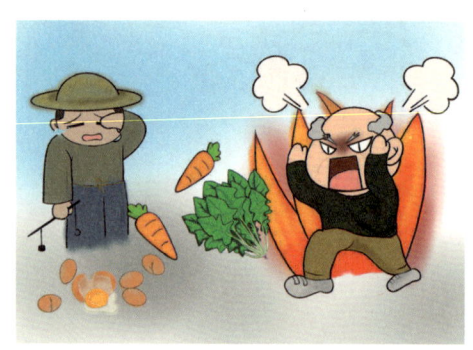

近期，王大爷总是感觉头晕、头痛，尤其是在发生了一次轻微卒中之后，反应变慢了很多，情绪也变得不太好，稍有不顺心就发脾气，容易暴躁，家人以为可能是年纪大了导致的自我控制能力变差。有一次，他去市场买东西，摊贩说了一句很平常的话，王大爷突然就大发雷霆，将摊贩的菜全部打翻在地上，大家都觉得很不可思议，一点也不像平常的"谦谦君子"。儿子小王回想起父亲最近的一些反常行为，心中感到不安。他意识到，父亲的状况可能不仅是年纪大了那么简单。就诊后，医生经过全面的检查发现，王大爷的大脑中，存在多处小血管病变和梗死，这些迹象都表明他可能患有血管性痴呆。

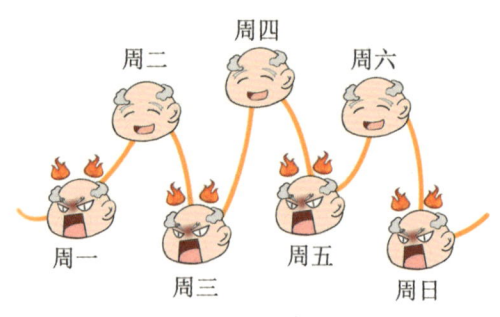

解说 "血管性痴呆"

血管性痴呆是一种由脑血管病变引起的认知功能下降的疾病，是继阿尔茨海默病痴呆之后第二常见的痴呆类型，该病通常在大脑血液供应受阻或脑部微小血管受损后发生。

一、血管性痴呆的病因

1. 脑血管疾病

包括出血性脑血管疾病（如脑出血、硬脑膜及硬脑膜下出血等）、缺血性脑血管疾病（如脑梗死、脑供血不足等）及其他脑血管疾病（如烟雾病、感染性动脉炎等），这些疾病导致脑组织缺血、缺氧，进而引发脑功能衰退。

2. 高血压

长期高血压可导致血管壁硬化和管腔狭窄，脑部供血减少，增加血管性痴呆的风险。

3. 动脉硬化

血管内壁沉积胆固醇和脂肪，形成斑块，使血管变硬、变窄，影响大脑供血，多次发生缺血性脑卒中易导致血管性痴呆。

4. 糖尿病

糖尿病可损害小动脉，使血管变细或闭塞，阻碍脑部供血，从而引发血管性痴呆。

5. 心脏病

心脏病可能导致脑血管意外，如脑梗死或脑出血，进而导致血管性痴呆。

6. 其他因素

高龄、高血脂、吸烟、酗酒、复发性卒中史和低血压等，也是血管性痴呆的易患因素。

二、血管性痴呆的主要症状

血管性痴呆的症状表现多样，因患者大脑受损区域和损伤程度的不同而有所差异。主要症状可以归纳为认知功能损害、情感与行为变化、神经症状以及精神症状异常。

1. 认知功能损害

患者常在短时间内记忆力突然显著下降，尤其是短期记忆受到明显影响；或突然出现语言能力的衰退，包括语言表达困难和理解能力减弱等；也可能在短时间内出现执行功能的下降，如难以完成既往很熟练的操作，导致他们在日常生活中难以有效应对复杂的任务和决策。

2. 情感和行为变化

患者的情绪通常变得不稳定，易产生焦虑、抑郁或愤怒等情绪，且这些情绪波动往往难以控制。社交能力的减弱使患者逐渐疏远周围的人，变得更加孤僻。某些患者可能会出现行为上的冲动或对事物作出不适当的反应，给他们的生活和家庭带来额外的挑战。

3. 神经症状

步态不稳和平衡感减弱是常见的表现，患者在行走时可能显得步履蹒跚，甚至容易跌倒。运动协调能力下降可能导致患者出现肢体无力、麻木，或其他运动障碍，使得他们在日常生活中的自理能力逐渐丧失。

4. 精神症状

可能出现幻觉、抑郁、焦虑、睡眠障碍等。

三、血管性痴呆的诊断方法

血管性痴呆的诊断通常依赖于病史、体格检查、认知功能评估和影像学检查。以下是常用的诊断方法。

1. 病史和体格检查

初步评估患者的症状和病情，了解患者是否有脑血管疾病危险因素或脑卒中病史，同时评估其神经功能状态。

2. 认知功能评估

检测记忆、语言、空间能力、注意力等方面的情况，来评估患者的认知功能水平，并判断其是否达到痴呆的诊断标准。

3. 影像学检查

头颅 MRI 和 CT 可以显示脑部的异常情况，如多发腔隙性脑梗死灶、白质病变、认知相关部位脑卒中病灶等，帮助血管性痴呆的诊断。

4. 实验室检查

通过血常规、血生化等检查，排除由感染、贫血、甲状腺功能异常等因素引起的痴呆。

四、血管性痴呆的治疗方法

1. 药物治疗

（1）使用改善脑循环和代谢的药物：如阿司匹林、氯吡格雷等抗血小板药物，华法林等抗凝药物，以及尼麦角林、胞磷胆碱等营养脑神经的药物，这些药物有助于改善血液循环，减少脑组织缺氧。

（2）针对认知症状的治疗：使用胆碱酯酶抑制剂（如多奈哌齐）和非竞争性的兴奋性氨基酸受体拮抗剂（如美金刚）等，以改善患者的认知功能。

（3）改善精神症状：对抑郁、焦虑等症状，可使用抗抑郁药物或抗焦虑药物进行对症治疗。

2. 非药物治疗

（1）肢体功能训练：通过物理治疗、作业治疗等手段，促进患者肢体功能的恢复，提高生活自理能力。

（2）运动疗法：适当的有氧运动，如散步、游泳和打太极拳，有助于改善心血管健康，增强大脑血流量，减缓认知功能的下降。

（3）认知训练：通过记忆训练、逻辑推理和问题解决等认知活动，帮助患者保持和提高认知功能。

（4）针灸疗法：通过刺激特定的穴位，可以调节体内的气血流通，提高大脑的神经功能，对改善血管性痴呆症状有显著效果。

（5）音乐和艺术疗法：音乐治疗和艺术疗法可以通过刺激大脑活动，帮助患者放松紧张的情绪和提高快乐的情绪。

五、血管性痴呆的预防

预防血管性痴呆的关键在于控制心脑血管的主要风险因素。首先，要吃得健康，选择蔬菜、水果、全谷物和富含健康脂肪的饮食，如地中海饮食。其次，保持规律的运动，促进血液循环，保护脑细胞健康。再次，戒烟限酒，管理好高血压、糖尿病和高胆固醇等慢性疾病，也能有效降低风险。最后，别忘了定期体检，及时发现和应对潜在问题。通过这些简单的生活习惯，可以大大降低血管性痴呆的发生概率。

小贴士

血管性痴呆的早期预警信号

- 突发的记忆力下降。
- 注意力难以集中。
- 言语表达困难。
- 情绪不稳定，容易焦虑或抑郁。
- 反复出现的小卒中。
- 头晕、头痛、肢体麻木等神经系统症状。

（徐蔡涛）

第❹例 阿尔茨海默病遇上脑血管疾病
——混合型痴呆

李叔叔是一位 70 岁的退休教师，和老伴、儿子、儿媳住在一起，平时喜欢看报纸、遛狗，有高血压和糖尿病病史。近 5 年来，李叔叔记性明显变差了，做过的事情马上就会忘记，说过的话常常不记得，忘记钥匙放在哪里，无法记起熟人的名字，出门买菜偶尔会忘记回家的路。为此，李叔叔焦虑不安，开始失眠，脾气变得暴躁易怒，有时候在家里说能听到别人在议论他。最近半年，李叔叔的记性变得更差了，常常觉得头晕，有时候想说的话也不知道怎么表达，报纸也说看不懂了；怀疑家人偷走了自己的钱包和衣服，和家人吵闹不休，甚至朝儿子扔东西、砸东西。最终在家人的陪同下，李叔叔前往医院就诊，颅脑 MRI 结果提示除明显的脑萎缩和脑白质变性以外，还有多发的腔隙性梗死灶，医生认为李叔叔头晕可能为腔隙性脑梗死表现，脑梗死进一步加重了记忆力的减退，综合考虑诊断为"混合型痴呆"。

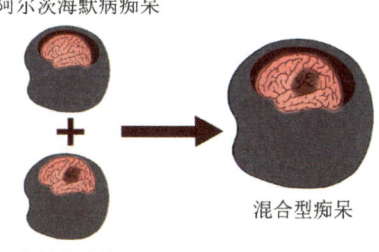

解说 "混合型痴呆"

一、混合型痴呆的基本概念和临床特点

混合型痴呆（mixed dementia, MD）就是患了两种或两种以上的痴呆疾病，通常指的是阿尔茨海默病痴呆与血管性痴呆的混合，这种混合型痴呆是最常见的类型。

混合型痴呆患者会同时具备两种痴呆的特点，就像李叔叔在刚开始的5年，起病十分隐匿，认知功能缓慢地、渐进性地减退，符合阿尔茨海默病痴呆的疾病特点。在某一段时间里发生脑血管意外，使得李叔叔的智力衰退在缓慢进展的基础上，又出现阶梯式的下降，并出现神经系统的症状，如头晕。在进行颅脑 MRI 检查时，除了发现大脑弥漫性萎缩以外，还有多发性的梗死病灶。混合型痴呆患者往往同时患有高血压、高脂血症、糖尿病等多种疾病，这些疾病可能增加脑血管意外的风险。

二、脑血管疾病与阿尔茨海默病的关系

1. 脑血管疾病增加阿尔茨海默病风险

研究表明，脑血管疾病如高血压、动脉硬化、脑卒中等，会增加阿尔茨海默病的发病风险。这些疾病会导致脑部血液供应不足，进而损伤脑细胞，促进阿尔茨海默病的发生和发展。

2. 脑血管病变加重阿尔茨海默病症状

脑血管病变会加重阿尔茨海默病患者的症状。脑血管病变导致的脑部缺血、缺氧，会进一步损伤脑细胞，加速阿尔茨海默病的进程。

三、混合型痴呆的临床症状及诊断

混合型痴呆的症状多样，包括记忆力减退、语言障碍、空间定向能力下降、情绪不稳定以及神经系统异常症状和体征，如肢体麻木、无力、偏瘫等。病情会逐渐加重，也可能突然病情恶化，严重影响患者的日常生活和社会功能。混合型痴呆在早期出现精神症状的可能性较大，且症状较为多样，易与精神分裂症、抑郁症及人格障碍相混淆。

混合型痴呆的诊断通常需要在确诊为老年痴呆的基础上，结合患者的脑血管健康状况进行全面评估。患者在确诊为阿尔茨海默病痴呆的同时，如出现脑血管疾病（如突发的急性脑梗死或脑出血），并导致痴呆加重，那么就可以诊断为混合型痴呆。

四、混合型痴呆的治疗

混合型痴呆的治疗目标是改善患者的认知功能和生活质量。治疗方法包括药物治疗、非药物治疗和日常护理等方面，详见本书的第三部分。

1. 药物治疗

常用的药物包括胆碱酯酶抑制剂（如盐酸多奈哌齐分散片、卡巴拉汀等）、谷氨酸受体拮抗剂（如美金刚）和脑代谢激活剂等。这些药物可以缓解患者的症状，但需要在医生的指导下使用。

2. 非药物治疗

包括认知训练、物理治疗、心理治疗等。这些方法可以帮助患者提高认知功能，改善行为异常和情感障碍。

3. 日常护理

家属应注意观察患者的日常行为变化，及时发现并报告任何新发或加剧的症状。同时，保持患者的营养均衡、避免过度劳累和情绪波动也是日常护理的重要方面。

五、混合型痴呆的预防

预防痴呆的关键在于健康的生活方式，包括保持健康的饮食习惯，保持充足的睡眠，进行适量的体育锻炼，积极参与社交活动等。同时，及早发现症状，寻求专业医疗帮助。对于患有痴呆的患者和家属来说，理解、接受病情支持和关爱是关键，这样可以更好地应对疾病带来的挑战。

小贴士

混合型痴呆的类型

- 阿尔茨海默病痴呆与血管性痴呆混合型是最常见的混合型痴呆。
- 其他类型的混合型痴呆，如阿尔茨海默病痴呆与路易体痴呆混合型、血管性痴呆与额颞叶痴呆混合型等，相对少见。

（冒海瀛）

第5例 大伯的变奏人生
——额颞叶痴呆

小明最近很不开心，一向疼爱自己的大伯好像变了一个人似的，以前的大伯温和开朗，特别注意形象。最近1年，大伯特别容易生气，老爱往外跑，有时候说话不注意场合，举止也显得很轻浮。小明说的话大伯也不是很能理解的样子，会反复询问小明刚才说的是什么意思，或者给一个小明根本就想不到的回答，有些答非所问，但是从大伯那认真的表情看来，好像并不是故意这样的。后来小明带大伯去了趟医院，医生说大伯患上了一种叫作"额颞叶痴呆（frontotemporal dementia, FTD）"的疾病。

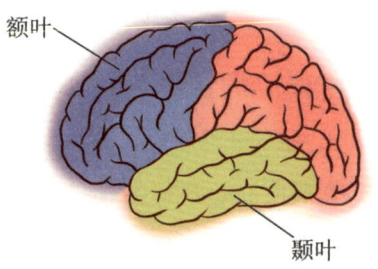

解说 "额颞叶痴呆"

额颞叶痴呆是一种复杂的神经变性疾病，主要累及大脑的前部区域——额叶和颞叶。FTD 约占痴呆病例的 10%，是仅次于阿尔茨海默病痴呆和路易体痴呆，排在第3位的神经变性痴呆。其发病年龄相对较早，通常在 40~65 岁，因此也被称为"年轻痴呆"。FTD 主要由额颞叶变性引起，这种变性显著影响人的行为、性格、语言和运动功能。下面将从临床表现和临床案例等方面详细解析 FTD。

一、额颞叶痴呆的临床表现

1. 行为和性格改变

FTD患者早期常表现出明显的行为和性格改变,这些改变往往先于记忆力和智力的损害,这些变化可能包括以下5种。

(1)冲动鲁莽或粗心大意:可能变得不再像以前那样谨慎,行为上表现出冲动和鲁莽,如突然做出不理智的决定或行为。

(2)举止轻浮:可能丧失基本的社交礼仪,表现出轻浮、不恰当的行为。

(3)道德规范和约束丧失:可能不再遵守社会道德规范,如说谎、盗窃或酗酒等。

(4)冷漠和缺乏同情心:可能对周围人的需求和感受漠不关心,缺乏同情心。

(5)食物偏好变化:食物偏好可能突然改变,如突然喜欢甜食或某种特定的食物。

2. 语言问题

FTD患者在语言方面也会出现问题,这主要见于原发性进行性失语类型的FTD。语言问题的表现可能包括以下几种。

(1)命名障碍:可能无法正确命名一些熟悉的物品或人。

(2)词语使用错误:可能将不同的词汇混淆使用,如将"羊"称为"狗"。

(3)忘记常用的词:可能忘记常用的词汇,导致表达困难。

(4)语速缓慢而犹豫:说话时可能表现出语速缓慢、犹豫不决的特点。

(5)空洞性语言:言语可能变得空洞无物,缺乏实际意义。

3. 认知功能下降

随着病情的进展,FTD患者的认知功能也会逐渐下降。

(1)记忆力和智力损害:记忆力和智力会逐渐受损,影响日常生活。

(2)执行功能障碍:可能难以完成复杂的任务或计划。

(3)情感迟钝和淡漠:可能对周围环境的刺激反应迟钝,情感表达减少。

4. 晚期症状

在疾病晚期，FTD 患者的症状会进一步加重，表现为以下几种。

（1）卧床不起：可能无法自行起床或行走。

（2）丧失语言能力：可能完全丧失语言能力，无法与外界交流。

（3）身体衰退：身体功能会逐渐衰退，生活完全不能自理。

二、结合大伯的案例分析额颞叶痴呆

近一年来大伯的性格和行为发生了显著变化。从大伯的日常表现来看，都有哪些症状提示是额颞叶痴呆呢？

1. 行为和性格改变

大伯从原本温和、有条理的性格转变为易怒、情绪波动大、举止轻浮，这是额颞叶痴呆患者常见的行为和性格变化。额颞叶负责情绪调节和社交行为，其受损会导致患者出现这些异常表现。冷漠和不耐烦的态度也反映了大伯情感认知的减退，他们可能难以理解或回应他人的情感需求。

2. 语言障碍

大伯语言表达困难，经常找不到合适的词汇，这是额颞叶痴呆中常见的语言障碍表现。额颞叶与语言功能紧密相关，其受损会导致语言产生和理解出现问题。语无伦次则进一步体现了大伯语言功能的紊乱，可能是由于额颞叶病变导致的语言中枢受损。

3. 认知功能损害

尽管在小明的陈述中没有直接提及大伯的记忆力减退的情况，但根据其行为和语言障碍可以推测，其认知功能已经受到了一定程度的影响。

三、额颞叶痴呆的诊断与评估

1. 诊断方法

由于 FTD 的早期症状不典型且容易与其他类型的痴呆混淆，因此诊断往往依赖于详细的病史询问、神经心理学评估、影像学检查（如 MRI）以及基因检测。CT 和 MRI 检查可见特征性局限性额叶和（或）颞叶萎缩，表现为脑回窄、脑沟宽及额角呈气球样扩大等。SPECT 和 PET 检查可显示不对称性额、颞叶血流减少和代谢降低，有助于早期诊断。基因检测则有助于确定是否存在与 FTD 相关的基因突变。

2. 评估工具

在评估过程中，医生通常会使用多种认知评估工具来评估患者的认知功能。这些工具包括病史采集、简易智能精神状态检查量表检测以及全面神经心理测试等。通过这些评估工具可以全面了解患者的认知和行为状况，为诊断提供有力支持。

四、额颞叶痴呆的治疗与护理建议

1. 精神行为症状的控制

FTD 患者会出现攻击、激越、脱抑制、情绪不稳定或冷漠等精神行为症状（behavioral and psychological symptoms of dementia, BPSD），这些症状是照护者在照护过程中面临的主要挑战和最大压力因素。对于 BPSD 的治疗可使用小剂量抗精神病药物，如富马酸喹硫平、阿立哌唑等，西酞普兰和舍曲林可能缓解 FTD 患者的情绪症状，缓解患者的性行为异常。

2. 促认知治疗

很遗憾，至今为止，尚无药物被批准用于 FTD。常用来治疗阿尔茨海默病的胆碱酯酶抑制剂治疗额颞叶痴呆不仅无效，还可能引起意识混沌、激越或不安。因此，目前不建议常规使用胆碱酯酶抑制剂治疗该病。美金刚可以轻微缓解中重度额颞叶痴呆患者的激越、抑郁、淡漠和去抑制症状，但对认知功能无益。

3. 心理治疗

心理治疗可以帮助患者和家属更好地应对疾病带来的挑战，提高患者的社会适应能力和生活质量。

记忆为何叛逃

4. 行为干预与家庭支持

针对患者的具体行为问题，如易怒、冷漠等，家属和医护人员可以进行相应的行为干预和训练。家庭成员的理解和支持对于患者的康复至关重要。家属应积极参与患者的治疗和护理过程，提供情感支持和日常照顾。

小贴士

额颞叶痴呆语言功能训练建议

- 听理解训练：播放录音、视频，并要求患者回答问题、复述内容或指出特定信息。
- 口语表达训练：鼓励患者多说话，即使语言表达不流畅也不要打断。
- 词汇扩展训练：通过图片、实物或视频等方式向患者展示新词汇，并解释其含义和用法。
- 阅读理解：可以提供适合其阅读水平的书籍或文章，并进行阅读理解和讨论。
- 书写训练：包括抄写、听写、造句和写作等，以锻炼患者的书写能力和表达能力。

（陈结南　王　晶）

第 ❻ 例　无故蹬被与小虫的背后
——路易体痴呆

张阿姨最近有些烦恼，她的丈夫王叔以前身体一直很好，只是前2年偶尔会在睡眠中蹬被子，最近半年以来，王叔的记忆力有减退，有时能清晰回忆过去的事情，转眼却又忘记刚刚发生的事情。他有时声称看到许多奇怪的小虫子，但张阿姨却看不见。有时让王叔去拿东西，他会出现明明看见了却抓不住的情况，动作也不如以前敏捷，总是抱怨双腿僵硬，走路困难。最近，王叔还经常在夜间大喊大叫，好像在与梦中的幻影搏斗。经过多家医院的检查，王叔最终被确诊为"路易体痴呆（dementia with lewy body, DLB）"。

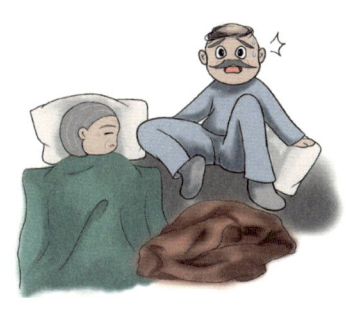

解说　"路易体痴呆"

路易体痴呆是一种以波动性认知功能损害、帕金森病样症状、反复生动的视幻觉和快速眼动睡眠行为障碍为主要特征的神经退行性疾病。由于其临床表现与阿尔茨海默病和帕金森病重叠，因此容易误诊。

一、路易体痴呆的临床表现

1. 波动性认知功能损害

路易体痴呆最显著的特征之一是认知功能的波动性，70%~90%的患者会出现这种情况，表现为认知功能的突发和短暂减退。与血管性痴呆的波动不一样，路易体痴呆的认知功能波动更加频繁和剧烈，有时候一天至数天之内有多次意识模糊和清醒状态的交替，也可以在数分钟或数小时经历交替，少数患者的波动性表现为数周或数月内出现认知水平的改变。还会伴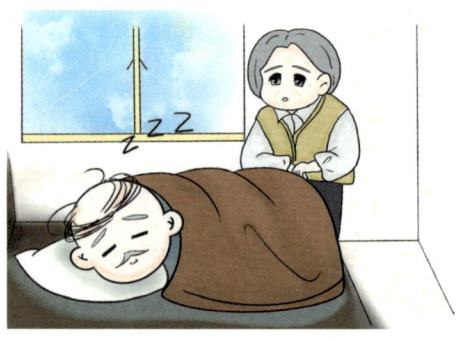有昼夜颠倒、觉醒和注意变化、发作性的胡言乱语等。王叔的情况正是如此，他的认知功能时好时坏，给日常生活带来了极大的困扰。

2. 帕金森病样症状

路易体痴呆的典型表现是自发帕金森症状，通常为双侧起病，主要为肌强直、运动迟缓、震颤和步态不稳。肌强直和步态不稳较早出现，王叔走路时容易失去平衡，并因此跌倒过很多次。

3. 反复生动的视幻觉

高达80%的路易体痴呆患者会反复出现生动的视幻觉。这些幻觉内容形象、具体、生动，患者常能清晰描述幻觉中的事物。王叔经常描述看到很多奇怪的小虫子，有时看到虫子都爬到身上来了，并因此感到恐惧和不安。

4. 快速眼动睡眠行为障碍

快速眼动睡眠行为障碍（RBD）是路易体痴呆患者的常见症状之一，可早于痴呆症状，在数年前出现。表现为在快速眼动期睡眠中出现反复的噩梦和激烈行为，患者可能出现轻声梦呓、肢体小幅舞动，甚至拳打脚踢等复杂动作，有时可能伤及自己和周围的人。王叔在夜间的大喊大叫和激烈行为正是 RBD 的典型表现。

二、路易体痴呆的鉴别诊断

路易体痴呆与帕金森病痴呆的"帕金森"症状存在一些差异，主要表现在以下几个方面。

1. 病程顺序

在路易体痴呆中，认知障碍通常先于"帕金森"症状出现，或者在"帕金森"症状出现后的一年内开始。而在帕金森病痴呆中，"帕金森"症状先于认知障碍出现，且认知障碍是在已经确诊的帕金森病基础上发展起来的。

2. 运动症状的对称性

路易体痴呆的"帕金森"症状往往是对称的，而帕金森病中的症状通常是不对称的。

3. 震颤的类型和出现频率

在路易体痴呆中，静止性震颤较少见，而在帕金森病中，静止性震颤是常见的早期症状之一。

4. 对多巴胺治疗的反应

路易体痴呆患者对左旋多巴的反应通常较差，而帕金森病患者对左旋多巴等多巴胺替代治疗的反应较好。

5. 认知障碍的特点

路易体痴呆患者的认知障碍包括更严重的概念和注意力障碍，有明显的波动性，精神症状尤其是视幻觉更明显，而且对抗精神病药物更为敏感。

6. 病程进展

路易体痴呆的认知衰退速度通常比帕金森病痴呆和阿尔茨海默病痴呆更快。

三、路易体痴呆的治疗

1. 治疗原则

提高认知功能，解除精神行为症状和改善社会生活能力，但需注意路易体痴呆患者对抗精神病药不良反应特别敏感，需慎用。

2. 药物治疗

（1）促认知治疗：胆碱酯酶抑制剂如重酒石酸卡巴拉汀、氢溴酸加

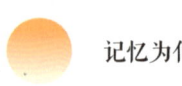

兰他敏等，能够增加神经递质乙酰胆碱在突触间隙中的浓度，从而改善认知功能。

（2）运动症状的治疗：使用单一左旋多巴制剂，但该类药物容易引起意识紊乱和精神症状，应从小剂量开始。多巴胺受体激动剂可能会诱发幻视，抗胆碱能药物可能会加重认知功能损害，因此不推荐使用。

（3）精神行为症状的治疗：一般选用喹硫平、氯氮平和阿立哌唑等，使用氯氮平注意定期复查血常规。

（4）其他药物治疗：如5-羟色胺选择性再摄取抑制剂（如舍曲林、西酞普兰）可用于治疗伴随的抑郁症状。

3. 非药物治疗

（1）认知行为疗法：通过心理干预手段帮助患者识别并改变错误的认知模式和行为习惯，改善日常生活技能和社交能力。

（2）运动锻炼：适当的有氧运动，如慢跑、步行等，有助于延缓和改善认知下降速度，提高患者的生活质量。

（3）营养支持：对于晚期出现吞咽困难及营养不良的患者，应提供半流食或软食，并补充高蛋白质、高营养的食物。

四、路易体痴呆的预后与注意事项

路易体痴呆患者预后较差，病程通常为5~10年，多死于并发症。可以通过饮食调整、适当运动、保持心情愉悦等方式预防。除了药物治疗和认知训练外，生活中的一些细节也需要特别注意。例如，给患者设置简单的日常生活流程，避免过多的刺激和压力。家人应多与患者交流，帮助其保持社交活动，提高生活质量。此外，保持规律的作息时间和良好的睡眠环境也有助于缓解RBD症状。

小贴士

夜间拳打脚踢怎么办

- 就医咨询：及时带患者就医，严格按照医生的指示进行治疗。
- 确保睡眠环境安全：移除卧室内的危险物品，在床周围安装床栏或防护垫。
- 夜间监护：在患者夜间睡眠时，家属应尽量保持陪同或安装监控设备，注意观察患者的行为变化。
- 详细记录：记录患者夜间拳打脚踢的频率、持续时间以及伴随的症状，如说梦话、喊叫等。
- 提供心理支持：家属应给予患者足够的情感支持和安慰，通过日常的陪伴和照顾，增强患者对家属的信任感，减轻患者的孤独感和恐惧感。
- 日常活动：鼓励患者参与适当的日常活动，如散步、做简单的体操等，有助于增强体质和改善睡眠质量。

（王　晶　陈结南）

第 7 例 颤抖、僵硬与嗅觉失灵之谜
——帕金森病痴呆

年逾古稀的老张，在10年前开始出现双手不自主颤抖的症状，随后肢体逐渐僵硬，起步困难，步伐也明显变慢。除此之外，他的嗅觉变得迟钝，难以辨别各种气味，并且长期受到便秘的困扰。经过医院的详细检查，老张被确诊为帕金森病。

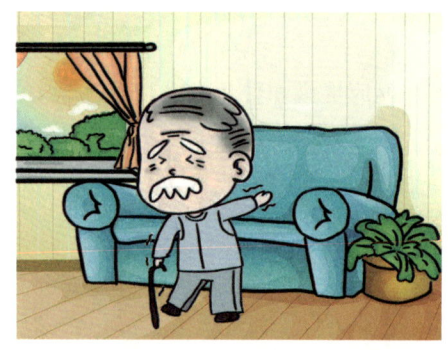

1年前，老张的记忆力开始显著下降，经常忘记物品的放置位置，方向感也变得模糊，难以分辨东西南北。最近，家人注意到老张在白天频繁打瞌睡，并且在睡眠中会不由自主地叫喊，有时甚至会出现幻觉，看到并不存在的物体在晃动。在家人的陪同下，老张再次前往医院就诊。经过医生全面而细致的评估和检查，结合老张的病史和当前的症状，最终诊断老张患上了"帕金森病痴呆"。

解说 "帕金森病痴呆"

帕金森病是一种影响中枢神经系统的慢性神经退行性疾病，主要表现为静止性震颤、肌强直、动作迟缓、姿势平衡障碍等运动症状，以及认知功能障碍、睡眠障碍、感觉异常、自主神经功能紊乱、精神行为症状等非运动症状。

认知功能障碍是帕金森病常见的非运动症状之一，包括帕金森病轻度

认知障碍和帕金森病痴呆。帕金森病轻度认知障碍是指通过神经心理测试发现患者的某些认知能力，如记忆力、注意力、语言能力、执行能力、视空间能力等有所下降，但尚未严重到影响他们独立生活的程度。如果这种认知障碍进一步严重，导致患者日常生活能力下降，并被诊断为痴呆，那么这种情况就被称为帕金森病痴呆。

在帕金森病的患者中，帕金森病痴呆的发生率为24%~31%，帕金森病患者以每年约10%的速度进展为帕金森病痴呆。虽然痴呆的发病率高，但是帕金森患者并非必然会发生痴呆。

一、帕金森病痴呆的易感因素

轻度认知功能障碍是帕金森病痴呆的一个独立危险因素。除此之外，还包括以下风险因素：年龄超过75岁、教育水平较低、帕金森病病程超过10年、属于强直-少动型帕金森病、存在姿势不稳、帕金森病评定量表评分超过24分、患有快速眼球运动睡眠行为障碍、出现视幻觉，以及携带相关，如 SNCA、LRRK2、PRKN 及 PINK1 等。

二、帕金森病痴呆的症状

1. 锥体外系症状

与非痴呆帕金森病患者相比，帕金森病痴呆患者的运动症状以姿势障碍、步态异常等中轴症状更为常见，而震颤较少。

2. 认知障碍

帕金森病患者的认知功能障碍的表现形式多样，早期和中期痴呆患者主要表现为执行能力、注意力、工作记忆力下降，而晚期痴呆患者则在注意力、执行力、视空间能力及记忆力方面均显著异常。

（1）注意力：注意力减退，即无法集中注意力处理信息或执行任务，如做连续减法运算时频繁出错。

（2）执行能力：执行能力下降，表现为无法按要求完成复杂任务，原本行事利索的人现在变得颠三倒四，甚至无法正确填写数字刻度。

（3）视空间能力：视空间能力减退，即在视觉分辨力、物体形状辨别及空间构造能力等方面明显减退。

（4）记忆力：记忆力障碍，表现为难以回忆过去的事件，需要给予一定的提示才能唤起记忆。

3. 精神行为异常

除了认知功能障碍外，还可以表现出多种精神行为症状，包括幻觉、错觉、妄想、抑郁、情感淡漠、快速眼动睡眠行为障碍等，其中以视幻觉和错觉更为常见。

三、帕金森病痴呆的诊断

目前，帕金森病痴呆仍缺乏公认的理想诊断标志物，已有的单项生物标志物的诊断敏感性和特异性均不理想，而影像学检查的预测和诊断价值也尚待明确。因此，诊断主要基于临床诊断，依据患者临床表现、适用的神经心理评估（帕金森病认知功能评定量表、蒙特利尔认知评估量表）等辅助检查进行综合判断。

帕金森病痴呆临床诊断必须符合帕金森病的诊断标准，且认知障碍在帕金森病运动症状之后出现，通常在帕金森病发病1年或数年后，同时排除其他原因导致的痴呆或精神障碍，如脑血管疾病、其他脑变性病、维生素缺乏、谵妄等。

四、帕金森病痴呆的治疗

帕金森病痴呆患者常并存运动障碍、认知功能障碍和精神症状，使得治疗过程复杂而棘手。医生需依据患者症状的严重程度，灵活调整治疗方案。

针对运动障碍，多巴胺受体激动剂、抗胆碱能药物（如苯海索）以及金刚烷胺等药物可以改善帕金森病患者的运动症状。然而，这些药物可能引起幻觉、错觉等精神症状，因此在应用这些药物时，患者应严格遵循医生的指导，并定期进行复查。

对于认知功能障碍，胆碱酯酶抑制剂（卡巴拉汀、多奈哌齐）能够改善帕金森病痴呆患者的整体认知功能、注意力、记忆力及执行功能等，同时对神经精神症状也有不同程度的改善作用。

在精神症状方面，氯氮平能有效改善帕金森病痴呆患者的视幻觉、谵妄等精神症状，且不会加重锥体外系症状。喹硫平也可以应用于帕金森病痴呆患者的精神症状治疗。

五、帕金森病痴呆的预防

帕金森病痴呆，现有的治疗手段主要在于延缓病情的发展，而无法逆转病程。因此，针对帕金森病痴呆，采取有效的预防显得极为重要。尽管目前还没有完全成熟的预防策略，但通过以下干预措施，我们可以更好地预防帕金森病痴呆的发生，延缓其病程进展，并提高患者的生存质量。

1. 合理膳食

地中海饮食包括蔬菜、豆类、水果、谷物、鱼、橄榄油，以及少到中量的乙醇（酒精）和极少量的饱和脂肪、奶制品、肉和家禽。这类饮食有助于预防高血压、糖尿病前期、卒中，从而降低痴呆的风险。富含 ω-3 脂肪酸的食物，特别是 DHA，能将痴呆风险降低 50%。建议每日摄入 180mg DHA，可通过每周食用鱼类 3 次。大豆异黄酮具有弱雌激素活性，女性可通过饮用豆浆、食用豆制品来预防认知障碍。

2. 体育锻炼

有氧运动能提高帕金森病患者日常生活能力，延缓认知损害，降低痴呆风险。打太极拳可提高认知能力，特别是注意力、记忆力、执行力和反应能力；卧式运动踏车和跑步机训练对帕金森病患者执行功能可能有效；探戈训练可提升帕金森病患者视空间能力。

3. 科学用脑

鼓励患者积极参与力所能及的社会及家庭活动，尽量保持正常的人际交往，并通过培养兴趣爱好，如读书、看报、打牌、听广播和小游戏等，进行脑力训练，这些活动有助于预防和延缓痴呆。

4. 认知训练

通过认知训练，帕金森病患者可以提升思维能力、注意力和记忆力，有效预防痴呆。认知训练包括智力游戏和解谜游戏，如拼图、数独和字谜等。此外，语言学习、阅读和写作等活动也能帮助提高思维和记忆能力。

5. 积极治疗

积极治疗是预防的重要部分，对于出现认知障碍的患者应尽早进行治疗，并避免使用降低智能的药物，如苯海索等。

小贴士

解读统一帕金森病评定量表（UPDRS）（见封底勒口二维码）

- 该量表共有4个部分，每个部分的分数越高，代表相应的症状或功能损害越严重。

- 精神、行为和情绪评分（UPDRS-Ⅰ）：评估患者的精神状态，包括智力损害、思维障碍、抑郁和动力或始动力等方面，总分范围为0~16分。

- 日常生活活动评分（UPDRS-Ⅱ）：评估患者的日常生活功能，包括书写、着装、个人卫生、翻身等13项内容，总分范围为0~52分。

- 运动检查评分（UPDRS-Ⅲ）：评估患者的运动症状，包括面部表情、震颤、强直、姿势、步态检查等14项内容，总分范围为0~108分。

- 治疗并发症评分（UPDRS-Ⅳ）：评估患者的治疗并发症，如对异动症、临床波动等并发症的评估，总分范围为0~23分。

（杨菊丽）

第 8 例　性格夸大的谜团
——麻痹性痴呆

刘先生，55岁，以舞会达人和酒桌英雄自居，放纵的行为为他的生活埋下了隐患。最近，他的性情变得暴躁，常自诩为世界救星，家人只当他工作压力大，但随着他情绪的火山愈发活跃，自我膨胀到说能拯救地球，家人意识到不对劲，带他就医。医生一番探查，发现他竟有梅毒病史，原来，刘先生的疯狂并非空穴来风，而是"麻痹性痴呆"在作怪。

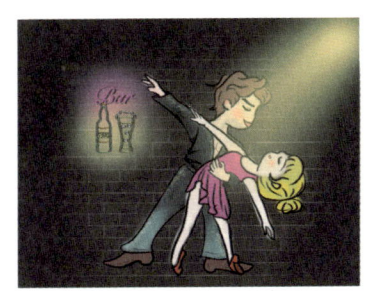

解说　"麻痹性痴呆"

麻痹性痴呆是由梅毒螺旋体感染神经系统后引起的慢性脑膜脑炎和血管炎性疾病。这种病症是神经梅毒最严重的一种类型，主要影响大脑实质，会导致进行性智能损害和人格改变，并伴有中枢神经系统受损的衰退，最终可能发展为痴呆和全身性瘫痪。

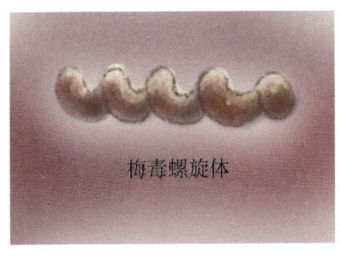

梅毒螺旋体

一、麻痹性痴呆的起源

麻痹性痴呆是一种由梅毒螺旋体感染中枢神经系统所引起的慢性疾病。梅毒的起源并不明确，但欧洲第一次有记录的梅毒暴发是在1494~1495年。

二、麻痹性痴呆的症状

麻痹性痴呆的症状复杂多样，根据其病程发展可分为早期、中期和晚期3个阶段。

1. 早期症状

（1）神经衰弱综合征：又称为麻痹前类神经衰弱期，通常持续数周至数月，是最常见的早期症状，表现为头痛、头晕、睡眠障碍、易兴奋、易激惹或发怒、注意力不集中、记忆减退、易疲劳。

（2）性格改变：脾气和兴趣发生变化，可能变得冷漠、缺乏羞耻感、易冲动等。

（3）智能障碍：思维迟钝，理解、分析和判断能力下降，尤以近记忆力减退最为明显。

2. 中期症状

（1）个性及智能改变明显：对工作疏忽、敷衍搪塞，情绪暴躁，缺乏责任感，行为轻率，道德伦理观念消失。记忆力显著减退，从近记忆力逐渐影响到远记忆力。

（2）精神障碍日益明显：出现各种妄想，如夸大妄想（如自称亿万富豪却乐于拾取烟头）、被害妄想、疑病妄想等。这些妄想充满矛盾、愚蠢和荒谬。部分患者可能出现幻觉，以幻听、幻视为主。

3. 晚期症状

（1）严重痴呆：认知功能全面受损，对家人不能辨认，情感淡漠，本能活动相对亢进。

（2）躯体功能减退：出现肢体麻痹、震颤、步态不稳、共济失调等现象。膀胱及直肠括约肌功能障碍，导致大小便潴留或失禁。

（3）情感衰退：对外界事物反应淡漠，情感日趋衰退，晚期则以严重的痴呆告终。

三、麻痹性痴呆的诊断要点

该病的诊断需要结合临床症状与体征、病史、实验室检查结果和影像学检查，诊断要点主要包括以下几个方面。

1. 临床症状与体征

结合患者的认知障碍、情感变化、运动障碍等症状，以及瞳孔异常、外展神经麻痹等体征进行初步判断。

2. 病史询问

询问患者是否有梅毒感染史，尤其需要了解患者是否在病前 5~20 年内有性生活不洁史或其他可能的梅毒感染途径。

3. 实验室检查

梅毒血清学检查，如血清梅毒螺旋体明胶颗粒凝集试验（TPPA）结果呈阳性。脑脊液检查，脑脊液梅毒甲苯胺红不加热血清试验（TRUST）结果呈阳性，或脑脊液白细胞数增高。

4. 影像学检查

头颅 CT 和 MRI 可显示大脑皮质下血管周围出现典型的"虎眼"样充血现象，有助于支持诊断。头颅 MRI 检查也可能表现为脑萎缩、大脑额叶、颞叶、顶叶等部位的异常信号影。脑电图检查可能表现为脑电慢波频带升高，快波频带降低等异常。

四、麻痹性痴呆的治疗方法

麻痹性痴呆的治疗需尽早明确诊断，及时采取综合治疗措施。

1. 驱梅治疗

首选青霉素治疗，足量、足疗程使用以控制梅毒螺旋体感染。对青霉素过敏者可选用多西环素等替代药物。

2. 对症治疗

使用抗精神病药（如奥氮平）改善精神异常和睡眠；使用改善记忆类药物（如多奈哌齐）缓解记忆障碍；使用脑功能改善药物（如吡拉西坦、

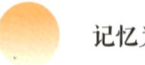 记忆为何叛逃

奥拉西坦）促进脑功能恢复。

3. 支持治疗

加强营养支持，对于不能独立进食的患者可留置胃管，鼻饲流质食物。

4. 康复训练

病情稳定后加强康复训练，促进运动、认知、日常生活活动能力恢复。

小贴士

预防麻痹性痴呆患者传染的具体措施

- 隔离治疗：对确诊的麻痹性痴呆患者，如果是处于梅毒急性感染期，应隔离治疗，以减少病原体传播的风险。

- 严格消毒措施：患者的衣物、用品等应在医务人员的指导下严格消毒，定期清洁和消毒患者居住的环境，以消除感染源。

- 加强个人卫生：勤洗手，使用皂液和流动水彻底清洁双手，特别是在接触患者分泌物、排泄物后。

- 避免体液接触：尽量避免直接接触患者的血液、体液（如唾液、尿液、粪便等）。如必须接触，应佩戴手套等个人防护装备，并在接触后及时更换和清洁。

- 健康监测与教育：照护者应关注自己的健康状况，如有不适症状应及时就医。同时，接受关于麻痹性痴呆及其传染性的健康教育，了解预防措施和应对策略。

（王 晶）

第 9 例 反复跌倒的李奶奶
——进行性核上性麻痹

李奶奶，曾是一位活力四射、热爱生活的人。在 65 岁时，家人注意到她在行为上有一些微妙变化，走路慢了，感觉人会向后倒，肢体也有些僵硬不灵活。性情较以前也有变化，家人虽很疑惑，但并没有引起重视。随着时间的进展，李奶奶变得容易跌倒，说话也含糊不清，喝水很容易呛咳。家人不得不带她到神经内科就诊，发现李奶奶得了进行性核上性麻痹（progressive supranuclear palsy，PSP）。

解说 "进行性核上性麻痹"

PSP 是一种罕见的神经系统疾病，属于非典型帕金森综合征的范畴，是脑干神经核、基底神经节和额叶皮质等部位，存在具有 4 个重复区的 tau 蛋白的异常聚集的一类缓慢进展的神经退行性疾病。10 万人中约有 5.3 人患病，平均发病年龄 66.4 岁。这种疾病不仅影响患者的肢体运动、平衡和眼球运动功能，还常常伴有痴呆症状。

一、进行性核上性麻痹的症状

1. 运动与平衡障碍

PSP 患者最早且最显著的症状之一是运动障碍，表现为步态不稳、易跌倒、行走时向后倾斜等。这是由于中脑和脑干区域的损伤影响了控制身体平衡和协调的神经通路。随着病情的进展，患者可能逐渐失去行走能力，需要轮椅或助行器辅助。

2. 眼球运动异常

核上性眼肌麻痹是 PSP 的另一个标志性症状，患者无法自由控制眼球的垂直运动,导致无法向上看或向下看。这种眼球运动障碍不仅影响患者的视野,还可能导致头晕和身体失衡。家人发现李奶奶在与人交谈时,眼睛很难跟随对方的动作,特别是当对方在视野范围内上下移动时,她的眼球运动变得不灵活,甚至有时无法完全抬起眼皮。

3. 吞咽与语言障碍

PSP患者常常出现吞咽困难和构音障碍,这是由于控制吞咽和发音的肌肉群受到损伤所致。吞咽困难可能导致营养不良和吸入性肺炎等并发症,而构音障碍则表现为说话缓慢、含糊不清或声音低沉。李奶奶的吞咽功能逐渐受损,吃东西时容易呛咳。同时,她的言语也变得含糊不清,语速变慢,声音低沉。

4. 痴呆症状

随着病情的进展,PSP患者逐渐出现痴呆症状,表现为记忆力减退、思维迟缓、判断力下降等。这些认知损害可能严重影响患者的日常生活和社交能力。

5. 情绪与行为变化

PSP患者可能出现情绪不稳定、易怒、抑郁或焦虑等情绪障碍,以及冲动行为、无缘无故地笑或哭等异常行为。这些情绪和行为变化可能与大脑边缘系统的损伤有关。

二、进行性核上性麻痹的诊断方法

PSP的临床表现复杂多样,且与其他神经退行性疾病存在重叠,因此诊断过程相对复杂。目前,确诊PSP主要依赖于患者的临床表现、影像学检查等。

1. 临床表现

医生首先会详细询问患者的病史和症状表现,观察患者的步态、眼球运动、吞咽和语言功能等。PSP患者的典型症状,如步态不稳、眼球运动障碍和吞咽困难等具有重要的诊断价值。

2. 影像学检查

影像学检查在 PSP 的诊断中起着重要作用。MRI 是诊断 PSP 至关重要的手段之一，影像特征为中脑特征性萎缩，可显示中脑和小脑上脚萎缩，形似"蜂鸟征"或"米老鼠征"；横断位上为"牵牛花征"（中脑被盖外侧缘凹陷）。

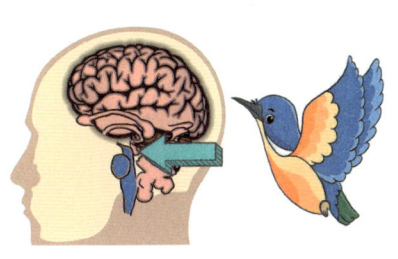

蜂鸟征

3. 脑脊液和基因检测

虽然脑脊液检查和基因检测在 PSP 的诊断中不是常规手段，但它们可以提供有关疾病病因和病理机制的线索。脑脊液检查可以检测 tau 蛋白等生物标志物的水平变化，而基因检测可以筛查 tau 蛋白基因的突变情况。

三、进行性核上性麻痹的治疗与护理

目前，尚无针对 PSP 的特效治疗方法。已有的治疗方法只是缓解症状、延缓病情进展和提高患者的生活质量。

1. 药物治疗

药物治疗在 PSP 治疗中起着重要作用。医生可能会开具一些药物来改善患者的运动功能，缓解眼球运动障碍和吞咽困难等症状。然而，需要注意的是这些药物通常只能在一定程度上缓解症状而无法根治疾病。

2. 物理治疗与运动疗法

物理治疗和运动疗法对于 PSP 患者来说至关重要。通过专业的训练可以帮助患者改善步态稳定性，增强肌肉力量和行动协调性，从而提高患者的日常生活能力。

3. 构音治疗与吞咽治疗

针对 PSP 患者的言语和吞咽障碍，专业的治疗师可以提供个性化的治疗方案。通过训练患者的发音和吞咽技巧，可以改善患者的言语清晰度和

 记忆为何叛逃

吞咽功能。

4. 心理支持与护理

PSP患者常面临情绪障碍和社交困难等问题，因此心理支持和护理也是治疗的重要组成部分。医生、护士和社工等医疗团队成员可以为患者提供情感支持、心理疏导和社交活动等服务，来减轻患者的心理负担，有利于提高其生活质量。

小贴士

进行性核上性麻痹日常活动建议

- 安全第一：所有活动都应以安全为前提，避免进行可能导致跌倒或受伤的高风险活动。
- 个性化调整：根据患者的具体病情和身体状况，个性化地调整活动内容和强度。
- 循序渐进：活动时应遵循循序渐进的原则，逐渐增加活动量和难度，避免过度劳累。
- 持续监测：进行任何活动，都应密切监测病情变化，如有不适应立即停止活动并就医。

（王　晶　席秋江）

第❿例 致死性快速进行性痴呆
——克-雅病

2024年清明节假期后,广东河源的曾阿姨一家笼罩在低迷的情绪中,自节后子女们发现平时麻利能干的母亲一下子变得迟钝了,有时还不认得人,连子女也分辨不清,视觉也模糊了,走路也有不稳感和晃动感。子女们很困惑,心想母亲平素身体健康,虽有高血压和糖尿病10年,但平常血压血糖控制得还可以,思虑着是否是在清明节的时候"中邪"了。几个子女轮流陪护,可母亲的症状越来越严重,这才感觉可能真的是病了。

曾阿姨的儿子在4月中旬带她到河源市某医院就诊,门诊头颅MRI提示右侧大脑半球(后枕、前额叶)多发急性脑梗死,考虑脑梗死,住院1周,但效果不好。因此,在5月1日又转到了当地的中医院就诊,服用中药治疗,症状始终没有好转,而且有愈发加重的趋势。5月15日到广州某医院住院,住院期间发现阿姨头颅的双侧额、顶、颞、枕、岛叶皮质及右侧丘脑、左侧基底节区异常信号,以右侧大脑半球为主,考虑克-雅病的可能。

解说 "克-雅病"

克-雅病(Creutzfeldt—Jakob disease,CJD)是一种中枢神经的慢性进行的传染性疾病,人畜共患,传染性强,传染源包括受感染的动物,如牛、羊及患克-雅病的患者等,也有人称其是"疯牛病"。

一、克-雅病的类型

克-雅病根据病因的不同,分为散发性、遗传性、医源性、变异性4

种类型。临床中以散发性克-雅病多见，大约占85%，遗传性占10%~15%，变异性克雅病被认为是疯牛传播给人类的。

二、克-雅病的症状

约30%的克-雅病患者以非典型临床症状作为首发症状，其中以头晕和睡眠障碍最为常见。部分克-雅病可表现为与其他中枢神经系统退行性改变相似，症状类似于阿尔茨海默病。克-雅病进展很快，临床上以进行性痴呆、肌阵挛、锥体束或锥体外系症状为主要表现。

1. 皮质受累症状

（1）认知障碍：是最常见的临床表现。患者早期常表现为记忆力减退，判断力、注意力下降等，快速进展性痴呆是克-雅病患者最常见的特征性症状。

（2）肌阵挛：有声光或皮肤触碰诱发的肌阵挛，但在疾病早期或晚期痴呆症状较为明显时，可无肌阵挛。

（3）精神症状：在病程的中晚期，患者逐渐出现如抑郁、焦虑、易激惹、人格改变、脱抑制、幻觉、妄想等精神症状。

（4）视觉障碍：表现为视力下降或视物模糊、视野缺损、视物变形（如视物显小或显大症、色觉障碍等）、视物成双、皮质盲等。

（5）痫性发作：常见的发作形式包括局灶性运动性发作和全面性发作，多于疾病晚期出现。

2. 小脑受累症状

患者常表现为行走不稳，体格检查可见共济失调和眼球震颤。

3. 锥体外系症状

患者可表现为动作迟缓、肢体震颤和肌强直。以肌强直最常见，其他依次为运动迟缓、肢体震颤。

4. 锥体系症状

大多数患者会出现皮质脊髓束受累的征象，包括反射亢进、病理征阳性和痉挛等表现。

5. 非典型症状

包括言语障碍、头晕、头痛、睡眠障碍（如嗜睡、失眠）、肢体麻木或无力、自主神经功能障碍、肌萎缩或假性延髓麻痹等。

三、诊断克-雅病的依据

1. 头颅 MRI

头颅 MRI 在克-雅病诊断中发挥着重要作用，典型 MRI 特征是沿皮质走行的"花边征"和（或）双侧基底节区高信号。曾阿姨的 MRI 序列也提示花边征同时累及皮质下尾状核及丘脑。

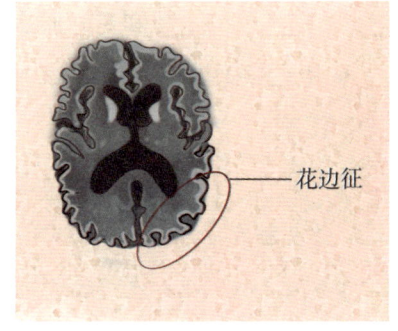

花边征

2. 脑电图

脑电图也是诊断克-雅病的重要依据，在疾病的早期主要是非特异性的弥漫性慢波和额叶的 δ 波，疾病的中晚期主要是典型的三相波。曾阿姨的脑电图均出现正常 α 波解体，出现 θ 波等慢波，并在弥漫性慢波背景上出现周期性三相波。

3. 脑脊液

14-3-3 蛋白是诊断克-雅病的重要脑脊液标志，84%~95% 的克-雅病患者 14-3-3 蛋白结果阳性。脑脊液 14-3-3 蛋白在克-雅病不同时期阳性率不同。疾病早期的诊断敏感性为 81%~88%，晚期的诊断敏感性为 90%~91%。曾阿姨的脑脊液检测也发现 14-3-3 蛋白呈阳性。

4. 病理诊断

病理诊断是确诊散发性克-雅病的金标准，但由于国情及技术所限，国内大多数医院尚不能广泛开展。

四、克-雅病的防治

克-雅病的发病率低，但病死率为 100%，尚无特殊有效的治疗方法。

且该病具有传染性，传播途径有接触患者体液、血液，食用感染动物的肉类、血制品等，被列入我国《人畜共患传染病名录》。目前预防该病的传播的措施主要有消毒防护、杜绝医源性感染以及杜绝食用不熟的肉制品。

小贴士

和克－雅病患者接触时的注意事项

- 避免接触体液和组织：克－雅病主要通过接触感染者的体液或组织传播。
- 使用个人防护措施：如果必须接触患者的体液和组织，应佩戴手套等防护装备。
- 注意个人卫生：在接触患者后，应立即用皂液和水彻底清洗双手。
- 不共用私人物品：避免与患者共用牙刷、内衣、内裤、床单、被罩、毛巾等。
- 保持警惕：尽管一起吃饭不一定会直接感染克－雅病，但如果有呕吐、腹泻等症状的患者，应特别警惕分泌物可能通过餐具等方式进入健康人口腔传染的风险。

（欧阳梅　王　晶）

第⑪例　尿失禁与步态不稳的隐形纽带
——正常压力脑积水

王伯伯，76岁，近几周来经历了一系列不同寻常的身体变化。首先，他发现自己逐渐排尿失控，不能像往常那样自主排尿了。这种尿失禁的现象，是在没有尿频、尿急、尿痛等典型尿路感染症状的情况下发生的。

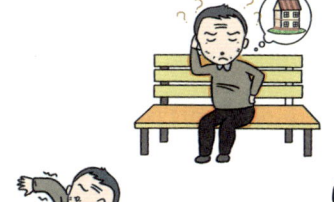

紧接着，王伯伯的日常生活也遭遇了新的挑战。他开始觉得头晕，虽然不是那种令人天旋地转的眩晕，但持续的头晕不适让他倍感困扰。更令人担忧的是，

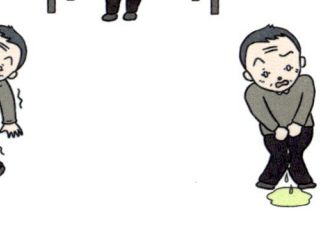

他的认知能力也开始下降，记忆力明显减退，反应也变得迟钝。同时步伐不稳，需要家人搀扶才能行走。

面对王伯伯的这些症状，家人迅速将他送往医院进行诊治。头颅CT检查发现王伯伯脑室扩大，但无明显的脑皮质萎缩征象。这一发现，为医生们指向了一个可能的诊断方向——正常压力脑积水（normal pressure hydrocephalus, NPH）。

解说 "正常压力脑积水"

一、脑脊液相关知识

正常情况下，大脑每日产生脑脊液300~500mL，负责为大脑提供营养、带走代谢废物，并通过复杂的循环机制最终由静脉系统吸收回流，从而维

持大脑内部环境的稳定与平衡。然而，当脑脊液的分泌、吸收或循环过程出现障碍时，正常压力脑积水便悄然降临了。

二、正常压力脑积水的定义与现况

NPH 是一种发生在成人的慢性脑积水，由于颅脑疾病使得脑脊液分泌过多、脑脊液吸收障碍或脑脊液循环受阻，导致循环系统中脑脊液不断增多，从而使脑室出现相应的扩大。这种疾病多见于 60 岁以上的老年人，起病往往较为隐匿，症状逐渐显现并加重，给患者的日常生活带来诸多不便。有研究显示，年龄可能是特发性 NPH 发病的重要风险因素之一，且随着年龄的增加，患病率也随之明显增加。

三、正常压力脑积水的病因

NPH 的病因至今尚未完全明确，但医学界普遍认为与脑脊液循环障碍密切相关，是一种神经系统疾病。这可能源于颅脑的某些疾病，如颅内出血、感染、肿瘤等，导致脑脊液分泌过多、吸收不足或循环通路受阻。随着脑脊液在脑室内的不断积聚，脑室逐渐扩大，进而压迫周围脑组织，引发一系列临床症状。

四、正常压力脑积水的类型

尽管 NPH 作为一个整体疾病概念存在，但根据其临床表现和病理生理机制的不同，可进一步细分。临床上常提到的类型有 2 种。

（1）特发性 NPH（iNPH）：原因不明，占大多数病例，无明确的颅脑外伤、感染或出血等前驱病史。可能是隐匿性蛛网膜下腔出血（SAH）或脑膜感染所致。

（2）继发性 NPH（sNPH）：由颅脑外伤、颅内及脊髓内手术操作不规范等引起的脑脊液流通障碍或脑肿瘤、中脑导水管狭窄等原因导致。

五、正常压力脑积水的典型特征

NPH 的典型临床特征被称为"三联征"，包括步态不稳、认知障碍和尿失禁。患者常常感到行走时步伐蹒跚、易摔倒，记忆力减退、反应迟钝等认知功能下降，以及无法自主控制排尿等尿失禁症状。这些症状提示可能患有 NPH，需及时就医检查。

六、正常压力脑积水的诊断与治疗

对于疑似正常压力脑积水的患者，医生通常会通过详细的病史询问、体格检查以及影像学检查（如头颅 CT 或 MRI）来明确诊断。此外，腰椎穿刺也是评估颅内压是否正常的重要手段之一。一旦确诊，治疗方案需根据患者的具体情况而定，可能包括药物治疗（如利尿剂）、脑脊液分流手术（如脑室 - 腹腔分流术）以及康复治疗等。

小贴士

正常压力脑积水（NPH）与阿尔茨海默病（AD）如何进行区分

- 病理机制：NPH 是脑脊液的产生和吸收过程失衡，导致脑室系统扩大，但脑脊液压力处于正常范围。AD 是一种进行性的中枢神经系统退行性疾病，以 β - 淀粉样蛋白沉积和神经元纤维缠结为主要病理特征，导致神经元大量丢失和脑萎缩。
- 临床表现：NPH 的典型症状包括步态障碍、认知障碍和尿失禁，而 AD 主要表现为记忆力减退和认知功能下降。
- 病程特点：NPH 起病相对较快，病情进展较为迅速，但部分症状如认知障碍可能具有可逆性。而 AD 起病相对较隐匿，病程进展缓慢，病情逐渐加重，且不可逆。
- 影像学检查：头颅影像学检查（如 CT 或 MRI）在 NPH 中通常显示脑室扩大，AD 患者的影像学检查可能显示脑萎缩，尤其是海马区域。
- 脑脊液检查：通过腰椎刺穿测量脑脊液压力，NPH 患者的压力通常在正常范围内但脑室扩大，而 AD 患者没有这一特征。

（王 晶 欧阳梅）

第⓬例 守护大脑，预防痴呆
——脑外伤性痴呆

40岁的李先生是一名出租车司机，因车祸导致颅脑严重受伤，当时有剧烈头痛和出血，并逐渐失去意识。尽管经过及时的救治和外科治疗后康复出院，家人却发现李先生的智力明显下降，注意力难以集中，记忆力减退。他无法从事以前的工作，对曾经喜爱的垂钓和乒乓球运动也不感兴趣了，医生考虑他的这种变化和脑外伤有关。

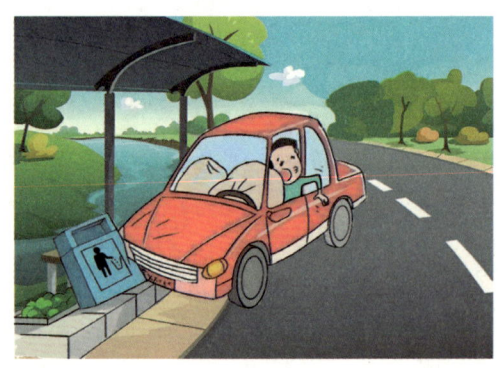

解说 "脑外伤性痴呆"

一、脑外伤性痴呆现况

轻度脑外伤患者中，有15%~20%会出现认知功能损害，包括轻度混淆、注意力缺陷和记忆丧失。尽管大多数轻度脑外伤患者在1~3个月内能够恢复至受伤前的认知水平，但中度和重度脑外伤患者中，有高达65%的人会长期存在认知功能损害。认知功能损害的持续时间可能长达数十年，甚至终生。这些患者表现出近记忆减退、理解和判断力下降、思维迟钝、人格改变等症状，部分患者还会表现出情感迟钝或易激惹等情绪障碍。

二、脑外伤引起痴呆的机制

1. 脑部直接损伤

脑外伤可能导致大脑结构受损，影响神经元的正常工作和通信，进而引发记忆力下降、注意力不集中等症状。

2. 血管损伤

脑外伤可能导致颅内血管破裂或损伤，造成脑部缺血、缺氧，脑组织长时间缺血甚至可能导致脑死亡。血管损伤可能引发脑部炎症反应，加剧脑损伤。

3. 特定区域损伤

大脑不同区域的损伤会导致不同类型的认知功能损害。例如，额叶皮质区的损伤可能导致中侧性偏瘫和失写症；顶叶皮质的损伤则会导致对侧感觉障碍和触觉缺失；颞叶区的损伤可能引发听觉障碍和空间记忆障碍；而枕叶区的损伤则会导致视野缺陷和物体识别困难。

三、脑外伤性痴呆的诊断

诊断脑外伤性痴呆需要综合考虑患者的病史和症状。先要确认患者在受伤前认知功能和社会功能正常且未受损；同时，当前的认知功能损害症状必须与脑外伤有直接因果关系；此外，还需要通过全病程回顾和专业的认知功能测评来进行准确的诊断。

四、脑外伤性痴呆的治疗

1. 药物治疗

多奈哌齐对脑外伤引起的认知损害和情绪问题有较好的疗效，可改善语言流畅性和记忆能力。促进脑功能恢复的其他药物还有三磷酸腺苷（ATP）、细胞色素C、脑活素和神经生长因子等。中医药在脑外伤后认知障碍的治疗中也显示出显著的疗效，如血府逐瘀汤能够通过行气活血、化瘀通络，改善脑外伤后的神经功能缺损。

2. 音乐治疗

音乐治疗对脑外伤后的康复效果显著,其作用机制包括通过改变认知网络内和网络间的连接模式,促进大脑额叶和顶叶区域之间的连接。

3. 高压氧治疗

通过加速脑组织的修复过程,帮助患者更早恢复脑功能和认知功能。

4. 重复经颅磁刺激

这是一种新型的治疗手段,通过磁脉冲调节大脑皮质的兴奋性,增强神经元之间的信号传递,最终改善认知功能。

5. 中医针刺疗法

此法在脑外伤性痴呆的康复中得到了广泛应用。针刺疗法主要以头针为主,通过刺激头部穴位,促进大脑皮质功能的恢复。中医认为,刺激头部穴位可以改善脑血液循环,激活神经递质的分泌,从而改善认知障碍。此外,传统中医运动疗法如太极和八段锦等,也被认为对脑外伤患者的康复有一定帮助。这些运动结合了有氧运动和平衡训练,有助于提高神经元的存活率,减少脑外伤引起的神经元凋亡,改善患者的整体健康状况。

五、脑外伤性痴呆的预防

预防的关键在于避免颅脑外伤,这要求我们在日常生活中注意安全,遵守交通规则,加强头部保护,骑车时佩戴安全头盔。避免参与高风险运动,同时加强劳动保护,减少职业伤害。对于已经发生颅脑外伤的患者,应及时就医并接受规范治疗,以预防或减少痴呆的发生。

小贴士

影响脑外伤性痴呆预后的因素有哪些

- 损伤的严重程度。
- 受损部位。
- 治疗的及时性和质量。
- 患者的基础健康状况和年龄。
- 家庭支持和社会关系。

(邱义玲)

第 13 例 轻微创伤背后的隐患
——慢性硬脑膜下血肿所致痴呆

57岁的刘先生生活幸福、家庭美满，平日里常出门与人聊天、下象棋，但是最近出现了明显的记忆力差、愣神、说话前言不搭后语、腿脚不灵便等症状，甚至时不时莫名发脾气。要知道刘先生平素可一直都是个"好好先生"。家人担心是老年痴呆的征兆，于是带其至精神科就诊，头颅CT提示"慢性硬脑膜下血肿"。家人回想起来，1个月前刘先生在下象棋的时候突然起身，头部不小心撞到了花盆，当时只是坐在旁边的石凳上缓了一会，并没有太在意就回家了。

解说 "慢性硬脑膜下血肿"

慢性硬脑膜下血肿（chronic subdural hematoma,CSDH）是最常见的神经外科疾病之一，其特点是硬脑膜与蛛网膜之间的病理性血肿，随着血肿的扩大，颅内压升高，压迫附近的脑实质，可能会导致头痛、恶心或呕吐、精神状态改变、认知下降、癫痫发作、虚弱、感觉障碍、步态异常和昏迷等症状。本病因外伤较轻微，症状较隐匿，外伤距发病时间较长，追问病史不易回忆等特点，易造成临床误诊。

一、慢性硬脑膜下血肿所致痴呆的原因

1. 血肿压迫功能区

慢性硬脑膜下的血肿形成后，会在颅腔内形成占位效应，挤压脑组织、硬膜，并可能压迫功能区，如额叶、颞叶等与认知功能密切相关的区域，直接影响这些区域的功能，导致患者出现记忆力减退、痴呆等认知障碍症状。

2. 长期压迫影响

如果 CSDH 持续时间长，得不到及时有效的治疗，长期压迫脑组织会造成脑功能改变，进一步加重痴呆症状。患者可能出现大小便失禁、走路不稳、言语障碍等，这些都是脑组织长期受压的表现。

3. 脑血流障碍

CSDH 可能引起脑血流障碍，导致脑组织缺氧、营养不良，从而加剧痴呆症状。脑血流障碍会影响脑细胞的正常代谢和功能，加重痴呆。

二、导致慢性硬脑膜下血肿形成的危险因素

1. 创伤

创伤是 CSDH 重要的危险因素，占所有病因的 50%~70%，且绝大多数为轻微外伤，如间接的头部震动、机动车事故或跌落等。

2. 高龄

CSDH 的发病率随年龄增长而升高，尤其在 ≥ 65 岁人群中更为常见。

3. 抗凝和抗血小板药物的使用

抗凝和抗血小板药物等使用频率增加会增加 CSDH 发生的风险。

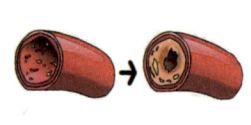
肿瘤或血管病变

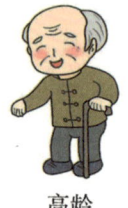
高龄

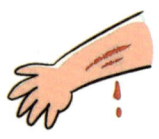
创伤

慢性硬脑膜下水肿的危险因素

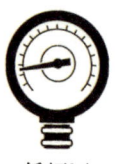
低颅压

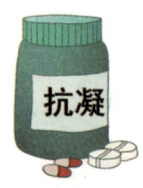
抗凝药物使用

4. 低颅压

低颅压指脑脊液压力的降低，可能由自发性或医源性脑脊液漏引起，如腰椎穿刺之后。脑脊液压力下降后，其对脑组织的浮力下降，会牵拉桥静脉，导致这些血管撕裂和破裂。此外，低颅压也可能引起脑静脉充血，继而液体漏入硬膜下腔。

5. 其他因素

肿瘤或血管病变可能通过占位效应或新生血管破裂引起的血管损伤而导致急性硬脑膜下血肿，并逐渐发展为CSDH。

三、慢性硬脑膜下血肿的治疗

1. 手术治疗

一般而言，对于有明显占位效应（如导致中至重度认知损害或出现进行性神经功能恶化）的患者来说，外科干预是更可靠的选择，主要包括锥颅或钻孔引流术和骨窗开颅术。对症状性慢性硬脑膜下血肿患者的新型治疗方案为脑膜中动脉血管内栓塞术。

2. 药物治疗

长时间服用抗凝药物或抗血小板药物的患者，无症状或轻微症状的CSDH患者，均可以选择药物治疗。药物治疗主要是通过抑制炎症反应的表达，从而达到治疗的效果。目前常用包括他汀类药物、类固醇、抗纤维蛋白溶解剂、血管紧张素转换酶抑制剂等。

小贴士

如何避免慢性硬脑膜下血肿的发生

最重要的是防止头部受到外伤，若有头部轻微外伤，数周后有头痛、呕吐、走路不稳或者情绪改变等症状，需及时就医进行检查。

（冯 严）

第14例 不容忽视的甲状腺
——甲状腺功能异常所致痴呆

李教授，76岁，退休后生活充实，平时喜欢阅读和运动，偶尔受邀客座讲座。然而，近半年以来，李教授的生活行为出现了异常。起初，他在阅读时常常发现自己无法集中注意力，甚至会忘记刚刚读过的内容。逐渐地，他开始忘记讲座中的重要细节，甚至在日常对话中也会突然找不到合适的词汇。同时身体感到乏力、怕冷、食欲差，明显感觉情绪体验也没有以前强烈了，就连最喜欢的太极运动也很久不打了，家人很担心，怀疑他可能患上了老年痴呆。于是陪他去医院做全面检查，经过详细的问诊和一系列的检查，医生最终诊断他患有甲状腺功能减退症，是甲状腺功能减退症引起的认知功能减退，通过治疗，李教授的日常生活又回到了正轨。

解说 "甲状腺功能减退症"

一、甲状腺功能异常也能引起"痴呆"

甲状腺疾病患者常合并精神神经症状及高级认知功能障碍，部分患者甚至以情绪障碍、健忘、自制力差、注意力不集中等作为首发症状就诊。引起认知障碍的甲状腺疾病以甲状腺功能减退症、亚临床甲状腺功能减退症及正常甲状腺功能病态综合征较为常见，给人一种患有"痴呆"的假象，也叫假性痴呆，但这种改变是可逆的。而我们熟知的阿尔茨海默病痴呆这种最常见的痴呆类型是不可逆的认知功能障碍。

二、认识甲状腺

甲状腺是人体重要的器官之一，是位于颈部前方、喉部下方的一个蝴蝶状腺体。甲状腺分泌的甲状腺激素（TH），在儿童和青少年时期，主要促进身体发育和智力发育；成年后，TH主要负责调节人体新陈代谢，调节体温，维持神经系统的功能、促进消化运动等。对于60岁以上的老年人，由于甲状腺质量降低40%~60%，合成的甲状腺激素减少，同时老年人下丘脑—垂体—甲状腺轴的活动减弱，发生甲状腺功能低下及正常甲状腺功能病态综合征（TH减少，促甲状腺激素正常或轻度升高）较成年人多见。

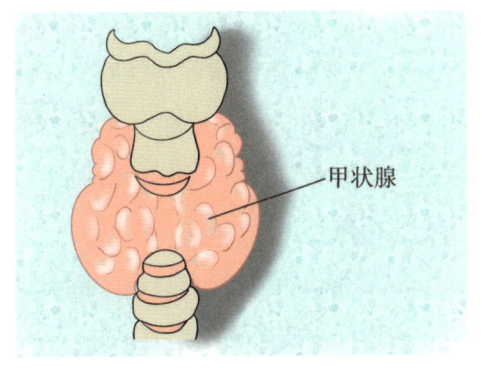

三、甲状腺功能减退症

甲状腺功能减退症简称甲减，是各种原因导致的低甲状腺激素血症或甲状腺激素抵抗而引起的全身性低代谢综合征。病因复杂，以原发性甲状腺功能减退症最常见，其他因素如自身免疫疾病、甲状腺手术、甲状腺功能亢进治疗等也可导致甲状腺功能减退症。甲状腺功能减退症发病隐匿，病程长，不少患者缺乏特异症状，主要表现畏寒、乏力、手足肿胀感、嗜睡、记忆力减退、少汗、关节疼痛，典型患者还可有表情呆滞、反应迟钝、声音嘶哑、听力障碍、面色苍白、颜面和（或）眼睑水肿等症状。

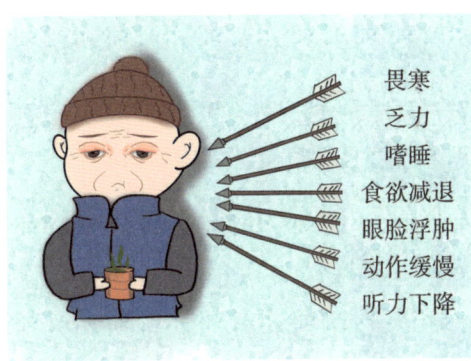

四、不同类型的甲状腺功能异常引起认知障碍的特点

（1）成年人的甲状腺功能减退症可能引起记忆、反应能力、注意力和执行功能等方面的认知障碍，70%~90%的甲状腺功能减退症患者伴有

情感淡漠、心理活动加工速度下降等。通过补充甲状腺素后，患者仍遗留空间、联想记忆障碍，而言语记忆有所改善。病情严重的甲状腺功能减退症患者反应速度、执行能力明显下降。

（2）亚临床甲状腺功能减退症即甲状腺轻度功能减退，不经治疗会发展为甲状腺功能减退症。亚临床甲状腺功能减退症约占老年人疾病的20%，会出现言语、空间记忆的下降，然而使用药物替代治疗后，认知损害会逐渐恢复正常。

（3）桥本甲状腺炎引起的桥本脑病以行为改变和认知障碍为突出表现，使用糖皮质激素治疗效果好。

（4）正常甲状腺功能病态综合征会引起一过性的可逆的认知损害。

（5）甲状腺功能亢进是否引起认知功能损害目前尚未有明确结论，但甲状腺功能亢进患者往往容易出现焦虑及抑郁情绪。

五、老年痴呆患者甲状腺功能异常

对于已经确诊老年痴呆的患者，会因激素分泌功能的紊乱，使甲状腺素合成及分泌异常，导致体内碳水化合物、脂肪、蛋白质三大物质的代谢障碍，影响脑组织受损伤神经元的修复，进而参与到老年痴呆发生的机制中，但是对于甲状腺功能异常是否是老年痴呆的病因，目前尚未明确。

六、正确识别及治疗甲状腺功能异常引起的认知障碍

在生活中，识别此类疾病并不容易，由于其和老年痴呆症状表现类似，经常容易被误诊，那么甲状腺功能异常引起的认知障碍，即"假性痴呆"，与真性痴呆有什么不同特点呢？

1. 症状表现

除了最常见的记忆力减退、反应变慢、注意力不集中、情感淡漠等表现外，更易出现躯体的症状，如乏力、畏寒、食欲差、特征性肥胖、眼睑浮肿、动作缓慢、嘶哑声、舌肥大、听力下降、肌痛、嗜睡，应加以重视，及早进行甲状腺功能检查。

2. 病程进展

一般进展缓慢，随着治疗原发病，认知受损会逐渐恢复。

当然，对于怀疑可能存在甲状腺功能异常的情况，需要及时进行相关的血液学指标检测，包括甲状腺激素检测和相关抗体检测，以进一步确诊。确诊后，医生会根据个人情况不同制订治疗方案，一般对于甲状腺功能减退症及亚临床甲状腺功能减退症的患者会使用甲状腺激素替代治疗。如果是由于手术过程中心理和生理压力较大使甲状腺激素改变而引起的甲状腺功能减退症，是一种应激反应，一般不需要特殊治疗，随着基础疾病好转认知功能会逐渐恢复。

> **小贴士**
>
> **甲状腺功能减退症需要补充碘吗**
>
> 在饮食上，很多人会关心甲状腺功能减退症是否需要补充碘，这个问题要根据《中国居民补碘指南》的建议，结合甲状腺功能减退症的病因进行个性化的选择，如果你处在缺碘地区，且由于缺碘引起的甲状腺功能减退症可以增加碘的摄入；如果是桥本甲状腺炎引起的甲状腺功能减退症，需要低碘饮食。如果是甲状腺手术全切除引起的甲状腺功能减退症，饮食不需要特别注意。无论何种原因的甲状腺功能减退症患者都要食用低钠食物、优质蛋白、富含维生素 C 的食物。当然，也请大家不要过度纠结焦虑吃什么，吃的开心、保持心情愉悦才是最重要的！

（赵博慧）

第15例　素食主义与痴呆风险
——维生素 B_{12} 缺乏引起的痴呆

61岁的张奶奶非常注重自己的身体健康，自从听说素食对身体有益后就开始执行严格的素食饮食。去年开始，张奶奶经常觉得疲乏无力，记忆力也大不如前，总是丢三落四，出门老是忘了带钥匙，打开冰箱老是忘了要拿什么。反应也比以前迟钝，问她问题，都要想半天才能回答。脾气越来越大，胃口也不好，还逐渐出现肢体不自主抖动，晚上睡眠差等症状。正好听到广播里关于老年痴呆的科普内容，联想到自己的状况，张奶奶怀疑自己得了老年痴呆。到医院就诊后，医生听到张奶奶提到自己素食饮食10多年了，平日也没有服用膳食补充剂的习惯，建议张奶奶去查一下微量元素。结果发现张奶奶的"痴呆"症状很可能是维生素 B_{12} 缺乏引起的"痴呆"。经过医生的科学治疗，帮助调整饮食习惯及补充维生素 B_{12} 后，上述症状基本消失了。

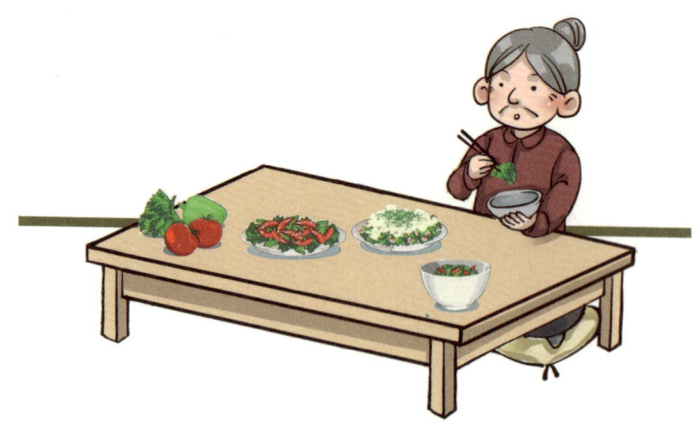

解说 "维生素 B_{12}"

一、维生素 B_{12} 的重要性

维生素 B_{12} 在人体内以甲基钴胺素和 5-脱氧腺苷钴胺素等形式存在，参与多种重要的生理过程。它是红细胞形成和 DNA 合成所必需的，对维持神经系统功能也起着至关重要的作用。此外，维生素 B_{12} 还参与脂肪、碳水化合物及蛋白质的代谢，是维持人体正常生理功能不可或缺的营养素。

二、维生素 B_{12} 缺乏的原因

1. 摄入不足

由于维生素 B_{12} 主要存在于动物性食品中，因此长期素食者、动物蛋白摄入减少者可能因为饮食结构不合理出现维生素 B_{12} 缺乏。

2. 先天储备不足

孕妇若长期摄入维生素 B_{12} 不足或患有恶性贫血，可能导致新生儿先天性维生素 B_{12} 储备不足。

3. 吸收异常

维生素 B_{12} 需要与内因子结合才能被吸收，某些疾病如恶性贫血、乳糜泻、炎症性肠病、鱼绦虫感染或做过胃肠道手术等，均可影响内因子的分泌或维生素 B_{12} 的吸收。

4. 药物影响

某些药物，如抗酸药、二甲双胍等可能干扰维生素 B_{12} 的吸收。

5. 消化系统异常

任何影响消化系统功能的疾病或手术，如部分胃肠道切除术等，都可能导致维生素 B_{12} 吸收减少。

6. 年龄增长

老年人可能因为胃酸分泌减少导致维生素 B_{12} 的吸收能力下降。

三、维生素 B_{12} 缺乏的临床表现

1. 贫血症状

面色苍白、乏力、疲乏,严重时可能出现气促和头晕。

2. 神经精神症状

如认知功能下降、记忆力减退、疲乏无力、反应痴呆等。小孩缺乏维生素 B_{12} 可能出现情绪异常、表情呆滞等症状。严重者可出现手脚刺痛或感觉丧失、肌肉无力、反射消失、行走困难,甚至意识错乱。

3. 皮肤表现

广泛性对称性色素沉着,特别是在身体弯曲部位、手掌、足底、指甲以及口腔等处,毛发可能变为灰白色,指甲可有色素沉着。

4. 消化系统症状

可能包括呕吐、腹泻,严重患者可能有发热、巩膜轻度黄染、肝脾大。

5. 心血管系统症状

由于贫血可能导致贫血性心脏病和心力衰竭。

6. 情绪问题

维生素 B_{12} 缺乏可能引起抑郁、思维混乱、记忆力减退、精神忧郁等情绪问题。

四、维生素 B_{12} 缺乏的防治

1. 治疗原发疾病

如胃肠道疾病、内因子缺乏等,应及时治疗以减少维生素 B_{12} 的吸收障碍。

2. 饮食补充

通过食用富含维生素 B_{12} 的食物进行补充,例如动物内脏、肉类和乳制品等。而对于素食主义者,应选择一些经过营养强化的植物性食物,如谷类早餐、植物奶(如豆浆、杏仁奶等)、酵母片和营养酵母等。

3. 口服补充剂

适用于消化吸收功能正常的成年人群,可以通过口服维生素 B_{12} 片剂、胶囊、液体等形式进行补充。

4. 注射补充

对于因疾病或手术影响吸收的患者,在医生的指导下,定期接受维生素 B_{12} 注射,特别是那些需要肠外营养患者。

5. 注意药物相互作用

某些药物可能会干扰维生素 B_{12} 的吸收,如长期服用的胃酸抑制剂,使用这些药物的人群应注意维生素 B_{12} 的补充。

6. 营养咨询

咨询营养师或医生,根据个人的饮食和生活方式制订合适的补充计划。

7. 针对特定人群的补充

孕妇和哺乳期妇女、年龄较大的人、长期饮酒或吸烟的人、长期服用干扰维生素 B_{12} 吸收的药物的人、进行剧烈运动的人可能需要更多的维生素 B_{12},应考虑适当补充。

8. 避免过量

由于维生素 B_{12} 是水溶性维生素,过量摄入的部分通常会随尿液排出,不太会有不良反应,但高剂量的维生素 B_{12} 可能会引起一些不适症状,如头痛、恶心等。

9. 营养教育

通过教育提高公众对维生素 B_{12} 重要性的认识,了解富含维生素 B_{12} 的食物,采取适当的预防措施。

小贴士

哪些人群易出现维生素 B_{12} 缺乏

- 素食主义者：维生素 B_{12} 主要存在于动物性食物中。
- 老年人：胃肠功能下降，可能影响维生素 B_{12} 的吸收。
- 胃肠功能紊乱患者：如克罗恩病、乳糜泻等疾病会影响胃肠正常的吸收功能。
- 胃肠手术后患者：如胃切除、回肠末端切除等手术会影响维生素 B_{12} 的释放和吸收。
- 慢性胰腺炎患者：机体吸收维生素 B_{12} 需要胰蛋白酶，而胰腺炎患者体内缺乏胰蛋白酶。
- 特定药物使用者：二甲双胍、抗癫痫药、抗痉挛药等可能影响机体吸收和利用维生素 B_{12}。
- 不良生活习惯者：酗酒、吸烟、喝浓茶及咖啡者会间接影响机体吸收和利用维生素 B_{12}。

（葛海蓉）

第16例 节食"陷阱"
——低血糖引发的痴呆

虞阿姨今年63岁,为了能穿上漂亮的旗袍出席女儿的婚礼,半年前虞阿姨加入"减肥"大军,希望通过节食达到瘦身的目标。这半年来虞阿姨坚持不吃主食,蔬菜肉类也吃得少。最近家人总觉得她反应有点迟钝,有时候刚刚跟她说的话,马上就不记得了,白天总想着睡觉,家人以为是准备婚礼太劳累了。有一天晚上虞阿

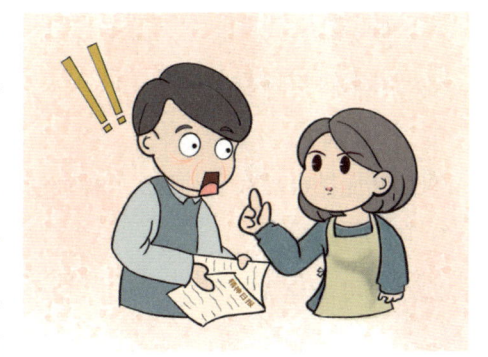

姨出现了胡言乱语,说要"自己穿婚纱,办一场终身难忘的婚礼"。家人赶紧送去医院检查,原来身患糖尿病多年的虞阿姨近1个月来不光减少饮食,还私自加大药量,出现严重的低血糖。由于长期低血糖,脑部的能量供应受限,引发了一系列类似痴呆的症状,经治疗后虞阿姨恢复正常,全家人都松了一口气。

解说 "低血糖"

一、低血糖的危害

低血糖看似是简单的血糖水平异常,实则隐藏着巨大的健康隐患。尤其是糖尿病患者,不合理的饮食管理,如过度节食,容易引发低血糖。低血糖发生时,机体会处于应激状态,交感神经活动增强,可能诱发一系列不良后果。

1. 神经系统受损

低血糖加剧大脑缺血可能导致记忆力减退、反应迟钝、智力下降，严重时甚至引发痴呆。持续性的严重低血糖更可能引起意识丧失，造成永久性的神经损伤。

2. 心脑血管风险

可能出现心率加快、心肌缺血、心绞痛甚至心肌梗死，显著增加心血管不良事件的风险。

3. 视力损害

长期低血糖可能导致眼压下降，引发眼内动脉破裂出血，影响视力。

4. 肾脏损伤

慢性低血糖会减少肾血流，加剧肾损害，长期可能影响肾脏功能。

5. 意外伤害

低血糖可能导致头晕、意识丧失，增加跌倒和外伤的风险，甚至危及生命。

二、低血糖与痴呆的关系

低血糖与痴呆可能存在一定联系，但这并不意味着低血糖一定会直接导致痴呆。痴呆是一种非常复杂的综合征，往往是多种因素综合作用的结果。低血糖有可能增加痴呆的发生风险，当发生低血糖时，大脑能量供应不足，长期或反复严重的低血糖可能对大脑细胞造成损害，影响其正常功能，包括认知功能等。这种损害如果持续积累，可能在一定程度上增加痴呆的发生概率。

轻度低血糖可能会引起头晕、乏力、注意力不集中、思维迟钝等症状；而严重且持续的低血糖则可能导致大脑功能严重受损，出现意识模糊、昏迷、惊厥等。如果低血糖状态长时间得不到纠正，大脑细胞可能会因能量匮乏而发生不可逆的损伤，进而影响认知功能、记忆力等。低血糖还可能引发一系列的病理生理变化，如导致大脑的炎症反应、氧化应激增加等，这些也可能对大脑的结构和功能产生不良影响，推测这与痴呆的发生发展存在关联。

低血糖与痴呆之间存在一定的风险关联，但并非直接的因果关系。保持血糖稳定，避免频繁低血糖，对于预防痴呆具有一定意义。

三、预防低血糖引发的痴呆

1. 定时、定量进餐

保持每日三餐定时定量，避免长时间不进食导致低血糖。如有必要，可以分餐进食，将三餐分为五餐或六餐，以维持血糖稳定。

2. 均衡膳食

确保饮食中包含足够的蛋白质、脂肪、碳水化合物、维生素、矿物质等营养物质。避免单一食物摄入过多或过少，影响血糖稳定。

3. 合理搭配食物

每餐应包含主食、副食和蔬菜。主食以粗细搭配为宜，如将白米、白面与全谷物、杂豆或薯类搭配食用。副食应包含足够的蛋白质，如鱼、瘦肉、豆制品等。蔬菜富含膳食纤维，有助于延缓餐后血糖上升。

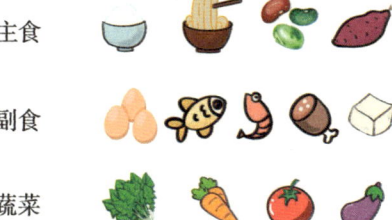

4. 控制总热量

根据患者的体重、年龄、性别、病情等因素，合理规划每日所需热量，避免热量摄入过多或过少导致血糖波动。

5. 避免高糖、高脂食物

减少高糖、高脂食物的摄入，如糖果、巧克力、蛋糕、油炸食品等，这些食物容易导致血糖迅速升高，随后又迅速下降，增加低血糖风险。

6. 定期监测血糖

定期监测血糖水平，了解自身血糖变化情况，及时调整饮食和药物治疗方案。

7. 随身携带糖果

糖尿病患者外出时应随身携带糖果等含糖食品，一旦出现低血糖症状，立即食用以缓解症状。

8. 及时就医

对于频繁出现低血糖的患者，应及时就医，查找原因并调整治疗方案。

9. 合理用药

糖尿病患者应在医生指导下科学用药，避免自行调整药物剂量，特别是增加药物剂量，以免引发低血糖。

小贴士

糖尿病患者可根据哪几个指标判断血糖控制是否理想

- 空腹血糖水平：理想情况下，空腹血糖应控制在 7.0mmol/L 以下。对于年轻、病程短且无并发症的患者，空腹血糖控制在 6.0mmol/L 以下。
- 餐后血糖水平：餐后 2 小时血糖应控制在 10.0mmol/L 以下。对于年轻、病程短且无并发症的患者，餐后血糖控制在 8.0mmol/L 以下。
- 糖化血红蛋白水平：对于大多数糖尿病患者，糖化血红蛋白应控制在 7% 以下。对于年轻、病程短且无并发症的患者，糖化血红蛋白控制在 6.5% 以下。
- 糖尿病患者应避免出现血糖低于 3.9mmol/L 的情况，这是低血糖的警戒值。

（戴 洁 王 晶）

第17例 滴滴香醇，滴滴毒害
——酒精相关性痴呆

最近家里人发现张大爷的记忆力越来越差了，整天丢三落四的，很快忘记说过的话；而且脾气也变暴躁了，总是以自我为中心，动不动就发脾气。家人怀疑张大爷是不是"痴呆"了？经过医生仔细询问，发现张大爷是一位资深酒客，已经饮酒40多年了，年轻的时候就经常喝酒，退休后这两年，更是几乎每日饮酒，每次都要喝上250~500g的白酒或黄酒，尤其喜欢空腹饮酒。医生认为张大爷的

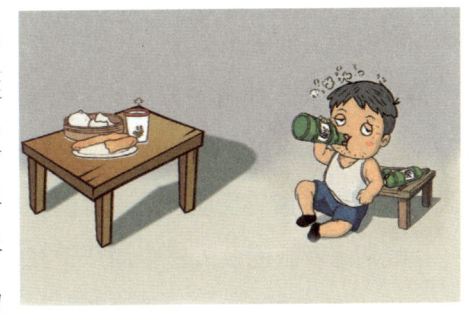

症状与长期饮酒有关，考虑是"酒精相关性痴呆"。

解说 "酒精相关性痴呆"

酒精相关性痴呆是指长期大量饮酒后，酒精对神经组织的慢性毒性作用引起的认知功能损害，在正常情况下，大脑需要充足的氧气和营养物质

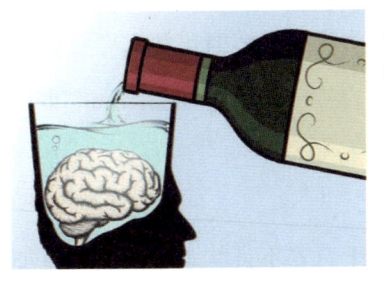

来维持其正常功能。然而，长期饮酒会导致乙醇（酒精）对大脑产生直接的毒性作用，损害神经细胞，进而影响大脑的正常功能。长期饮酒还可能引起B族维生素的缺乏，表现出不同程度的记忆、语言、视空间功能障碍，人格异常及认知能力降低。

酒精相关性痴呆的患病率约占所有老年痴呆的10%。

一、酒精相关性痴呆的症状

酒精相关性痴呆多数隐匿起病,初期表现为倦怠感,对事物不关心,情感平淡,继续发展可出现衣着不整,不讲卫生,失去礼仪等,并逐渐出现认知障碍、定向力障碍和识记障碍。记忆力下降更为突出,一开始是近记忆力下降,渐渐发展到远记忆力也减退,随后学习新事物的能力、抽象思维、注意力、视空间视觉运动协调及空间知觉等均显著下降。一般无语言和阅读障碍。随酒精中毒的加重,会出现记忆力丧失,不认识亲人等严重的认知损害。

酒精相关性痴呆持续1年以上者,多伴有精神障碍,人格改变最明显,以自我为中心,饮酒成为其生活中第一需要。半数出现酒精性幻觉,以视幻觉、听幻觉多见,呈持续性或间断性,患者情绪常受影响,表现出烦躁、恐惧、焦虑等情感反应,严重者诱发攻击行为。

晚期患者智能及人格全面严重减退,生活不能自理,语言表达能力丧失,大小便不能自理,多因严重肺部感染、心脑血管疾病、电解质紊乱、多脏器衰竭死亡。

二、酒精相关性痴呆的治疗

酒精相关性痴呆的治疗主要包括戒酒和支持性治疗,以减缓病情进展和改善患者的生活质量。以下是常用的治疗方法。

1. 戒酒

停止饮酒是治疗酒精相关性痴呆的首要步骤,必要时可能需要住院进行戒酒治疗。对于有酒精依赖的患者来说,直接停酒,可能会出现严重戒断反应。

2. 营养支持治疗

患者常空腹饮酒,饮食差,摄入少,处于营养不良状态,需要及时加强支持治疗,改善营养,纠正水电解质及酸碱平衡。另外,由于酒精会导致体内维生素B_{12}缺乏,大剂量补充维生素B_{12}也尤为重要,必要时可注射给药。

3. 镇静及精神症状控制

可适当选用苯二氮䓬类药物镇静，控制其兴奋吵闹；给予抗精神病药物如氟哌啶醇等控制患者精神症状，如幻觉。

4. 心理支持和康复

提供心理支持，帮助患者应对记忆和认知问题、情绪和行为变化，提供康复治疗，帮助患者恢复运动功能、日常生活技能和沟通能力。

5. 戒酒维持，避免复饮

成瘾性疾病易复发，患者对酒精往往有显著的心理渴求，在酗酒和戒酒中循环，需要防止复饮。鼓励长期随访，可加入戒酒互助小组，共同积极参与健康的社会活动。同时家人也需给予更多关爱和支持，与其一起面对问题，寻找解决方案。

小贴士

如果不能避免饮酒，哪些方法可以降低酒精对身体的伤害

- 不要混着喝酒：啤酒、白酒混饮会加重酒精在全身的渗透，对肝、胃、肠等器官产生强烈刺激，而且更容易引起头晕、恶心、呕吐及其他中毒症状。
- 不要空腹喝酒：喝酒前吃点食物，酒精和食物混在一起，可以延缓身体对酒精的吸收速度，而且酒精的浓度也可以稀释，减少对胃壁的刺激，减轻胃肠道负担。
- 多喝温开水、果汁、蜂蜜水等：在喝酒的间隙多喝温白水，加速酒精的排出，减轻肝脏负担，酒后多饮用果汁、蜂蜜水，帮助酒精代谢。
- 多吃蔬菜水果、豆制品：多食用蔬菜水果，其富含大量的维生素，帮助肝脏解酒。豆制品中富含豆磷脂，对肝脏有保护作用。
- 饮酒不要过快：适当慢点饮酒，可使用小玻璃杯，小口喝，不要猛灌。

（刘　娜）

第18例 温暖的炉火，痴呆的凶手
——一氧化碳中毒性痴呆

凛冬已至，在集市卖了一天腊肉的老金回了家。寒风呼呼地灌进了屋子，他起身把门窗关紧，点起了煤炉，灶台上煮着满满一大锅羊肉汤。他一边哼着歌一边收拾起屋子，突然感到一阵眩晕，伴随着恶心想吐，他觉得自己可能是太劳累了，想去床上躺一躺，没等他走出两步，便一头栽倒在地上，陷入昏迷之中。次日清晨，老金被女儿发现送至当地医院，被诊断为"一氧化碳中毒"，给予吸氧、营养神经、促脑细胞恢复及高压氧治疗，住院20天后好转出院。回家后第15天，老金出现记性差，时有胡言乱语，肢体震颤，走路困难。再次就诊，医生考虑是一氧化碳中毒迟发性脑病。

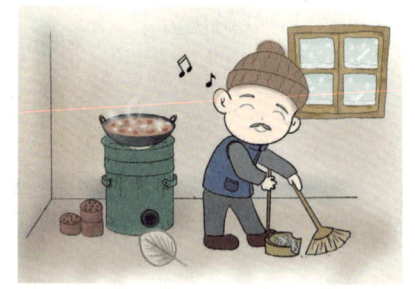

老金出院之后又再次入院，以为的痊愈实际是另一种疾病的开端，温暖背后暗藏着危险，煤气中毒与痴呆究竟有什么关联？

解说 "一氧化碳中毒迟发性脑病"

一氧化碳中毒别名煤气中毒，含碳物质出现燃烧不完全后会产生一氧化碳，通过人体呼吸道进入到机体内导致一氧化碳中毒。一氧化碳进入人体后与人体血液中的血红蛋白结合形成碳氧血红蛋白，导致机体各个组织出现缺氧情况，从而产生一系列的症状及体征。根据临床数据显示，有超过10%的一氧化碳中毒患者会出现迟发性脑病，急性一氧化碳中毒迟发性脑病（delayed encephalopathy after acute carbon monoxide poisoning, DEACMP）是指一氧化碳中毒患者在急性中毒症状恢复后，经过数天或数周（2~60 天）表现正常或接近正常的"假愈期"，再次出现以急性痴呆为主的一组神经精神症状；或者部分急性一氧化碳中毒患者在急性期意识障碍恢复正常后，经过一段时间的"假愈期"，突然出现以痴呆、精神和锥体外系症状为主的脑功能障碍。

一、一氧化碳中毒的症状

有头痛、头晕、耳鸣、眼花、恶心、呕吐、四肢无力等脑缺氧的轻症；症状加重可能出现面色潮红、多汗、走路不稳、意识模糊、困倦乏力、呼吸困难、意识丧失、昏迷；严重时，患者迅速进入深昏迷状态，各种反射消失，大小便失禁，四肢厥冷，危及生命。

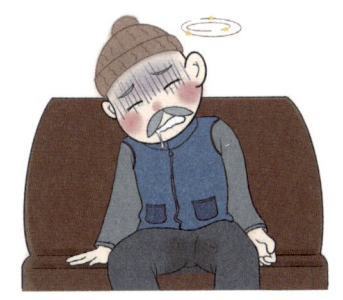

二、迟发性脑病的症状

1. 记忆力障碍

一氧化碳中毒的患者，经过积极治疗，症状明显好转以后出院，可能会突然出现类似于痴呆等脑部疾病的临床症状，如记忆力减退等。

2. 语言功能障碍

语言中枢受到损伤，出现说话含糊不清等语言功能障碍症状。

3. 精神行为异常

表情比较淡漠，对周围事物不关心，也可能会有神志模糊以及反应迟钝等症状。

4. 肌张力增高

行动迟缓、肢体震颤，也可能导致肢体僵硬、无法行走。

此外，病情比较严重的患者，可能会导致意识障碍，出现昏睡、昏迷的症状。在昏迷时可能会出现大小便失禁的情况。

三、发现一氧化碳中毒后应该怎么办

1. 及时就医

一旦发现一氧化碳中毒症状,应立即脱离中毒环境,转移到空气新鲜处,并及时就医。

2. 遵医嘱治疗

完善血液检查、脑电图、诱发电位检查、头颅 CT 和 MRI,配合高压氧治疗、脑保护治疗,糖皮质激素、中医中药治疗,重复经颅磁刺激、康复治疗。在治疗过程中,患者应遵医嘱坚持治疗,避免过早停药或不当治疗。

3. 定期复查

中毒后 1 个月内是迟发性脑病的高危期,患者应定期复查,监测病情变化,及时调整治疗方案。

4. 避免诱发因素

在假愈期中,患者应避免过度劳累、情绪波动、精神刺激等危险因素,以免诱发迟发性脑病。

小贴士

如何预防一氧化碳中毒

避免在密闭环境中长时间使用燃气、煤炭、木炭等取暖。定期开窗通风,保持室内空气流通。定期检查车辆的尾气排放系统,确保排放的一氧化碳浓度在安全范围内。使用汽车时,注意保持车内外通风良好。不使用不合格或超期的燃气炉和煤气热水器,定期检查其安全性,安装时应请专业人士。燃气炉使用时最好开窗通风或开油烟机、排风扇。室内使用煤炉取暖或做饭时,须加装排烟管道,并保持管道通畅。使用燃气做饭时,保证有人照看,防止水、汤煮沸外溢使燃气灶熄灭,造成燃气泄漏。进入高浓度一氧化碳作业区,先测量其浓度,并进行通风。

(叶思聪)

第19例　飘扬的红丝带
——HIV 相关认知障碍

20 世纪 90 年代末，周大姐的女儿得了重病，可家里实在拿不出钱来看病，在同村人忽悠下，去血站供血换钱给女儿治病。过了几年，村子里死了好多人，听说是因为供血得了艾滋病。之后，政府组织村民到医院免费检查，周大姐被确诊为艾滋病。周大姐每月到卫生院免费领抗病毒药物，每天吃 2 次。起初周大姐以为吃了抗病毒药身体就不会有什么问题了，但后来周大姐出现了健忘，近期的事情总是记不住，注意力难以集中，反应迟钝，有时与他人谈话，牛头不对马嘴，性格也不似往常热情，

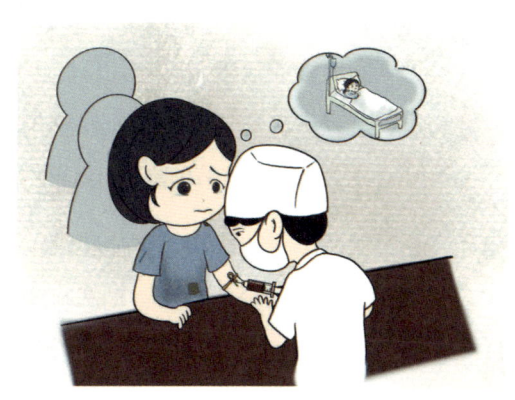

对家人与朋友都表现淡漠。就诊后，医生对周大姐做了详细的检查，考虑周大姐的这些改变是"艾滋病引起的痴呆综合征"。

解说　"艾滋病"

艾滋病，又称获得性免疫缺陷综合征（AIDS），是由人类免疫缺陷病毒（HIV）引发的全身性疾病，主要侵犯人体的免疫系统，未经治疗的感染者在疾病晚期易并发各种严重感染和恶性肿瘤，最终死亡。

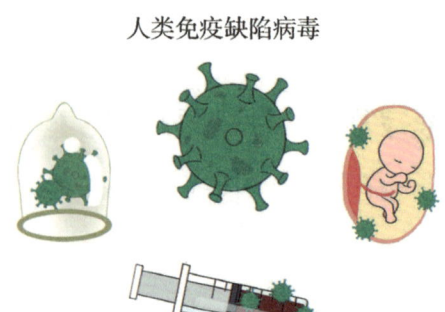

人类免疫缺陷病毒

一、艾滋病的传播方式

艾滋病主要有 3 种传播方式。①性传播：无保护的性行为是主要传播方式，包括异性性行为和同性性行为；②血液传播：如共用注射器吸毒、输入被污染的血液或血液制品；③母婴传播：感染 HIV 的母亲可在怀孕、分娩和哺乳过程中将病毒传给胎儿或婴儿。

二、HIV 相关认知障碍的临床表现

艾滋病早期患者的认知损害症状较轻微或不典型，但随着病情进展，大多数患者可逐渐出现认知、运动和行为异常，如中青年人出现的快速进展性痴呆，合并头颅 MRI 出现脑萎缩和弥漫性异常信号时，应考虑到感染艾滋病的可能。HIV 相关认知障碍的临床表现有以下 3 点。

1. 认知功能损害

典型的临床表现为渐进性健忘、专注困难、淡漠和倦怠；对工作和娱乐失去兴趣，从而脱离社会和没有性欲等。患者常诉与别人交流困难，没法理解书籍和电影情节，需要花很长时间才能完成稍复杂的日常事务。短期记忆缺失常常导致患者忘记约会、服药和电话号码。

2. 运动障碍

典型运动障碍表现为书写困难，站立不稳，手握的东西容易从手中脱落。步态异常是相对早期症状，应与阿尔茨海默病相区别。姿势性震颤较常见，偶尔会出现肌张力改变和手足徐动症。早期查体无明显异常，少数

可出现眼球运动障碍和四肢运动损害，以及弥漫性反射亢进。进展期患者可出现渐进性肌张力增高，特别是下肢末端。部分患者以脊髓损害为主，表现为严重下肢瘫痪而认知损害轻微，临床特征包括痉挛性下肢轻瘫伴累及膀胱的感觉性共济失调。

3. 行为异常

朋友和同伴常常会抱怨患者性格变得冷漠、离群以及情感反应迟钝。行为异常症状差别较大，有约 5% 患者表现为兴奋和癫狂。早期症状轻微，往往会被忽视，容易与精神疾病症状、吸毒幻觉或谵妄相混淆。多数患者对镇静药敏感，易诱发谵妄。

三、HIV 相关认知障碍的治疗

1. 抗反转录病毒治疗

这是艾滋病相关认知损害的主要治疗措施，只有有效降低病毒载量才能积极预防和控制艾滋病相关认知损害。抗反转录病毒治疗（antiretroviral therapy, ART）可降低脑实质和脑脊液中的 HIV 载量，具有改善神经认知状况的作用。应选择毒性更小、穿透血脑屏障能力更强的 ART 药物，具体的药物选择，可到综合性医院皮肤科咨询。

2. 抗炎治疗

由于 HIV 相关认知障碍与中枢神经系统内的持续免疫炎症反应有关，因此除了 ART 外，还可以使用控制免疫激活和炎症反应的药物来辅助 ART，以提高 HIV 感染患者的生命质量。

3. 认知康复训练

结合患者的自身情况，制订个体化的康复训练计划，提高患者的认知功能和日常生活能力。

4. 心理支持治疗

提供心理咨询和支持，帮助患者应对因认知障碍带来的不良情绪和心理压力。

小贴士

如何预防艾滋病

- 遵守安全性行为：避免不洁的性生活，遵守性道德。使用避孕套是预防艾滋病的最基本方法。避孕套可以有效降低HIV通过性接触传播的风险。
- 避免不必要的注射：在必须输血或注射时，确保使用经过HIV检测合格的血液和血制品，并使用一次性无菌注射器。
- 注意个人卫生：不与他人共用可能刺破皮肤或黏膜的日常生活用品，如牙刷、剃须刀等。

（叶思聪）

第20例　揭秘童样痴呆和甘瑟综合征
——分离性假性痴呆

在某些欠发达地区或文化认知水平低下的人群中，可能会见到这一类人群，他们突然受到了精神刺激会出现记忆缺乏、幼稚行为、装聋作哑、魔鬼附身等类似歇斯底里的表现，在医学上，被叫作分离（转换）性障碍，也称癔症。分离性障碍的患者常常因为记忆力下降、行为表现幼稚形似孩童被大众以为得了痴呆，其实这类患者和痴呆的表现大有不同，以下呈现2个分离性障碍的病例帮助大家鉴别。

病例一：35岁的张某因酒后驾车意外致人死亡，被判入狱2年，张某的工作和生活一直顺风顺水，这次入狱让他难以接受。入狱后，张某经常迷迷糊糊，搞不清楚狱警的指令，有时候甚至认为自己是无罪的，被冤枉才进来的。后来张某常常长时间沉默、表情呆滞、不思饮食，白天经常保持一个固定不变的姿态，夜间稍有活动。问其简单的问题，他总是回答错误，且和正确答案非常接近，狱警以为他是装病，请专科医生看过后，被诊断为分离性障碍引起的甘瑟综合征，在接受相关心理治疗后，张某又恢复了正常。

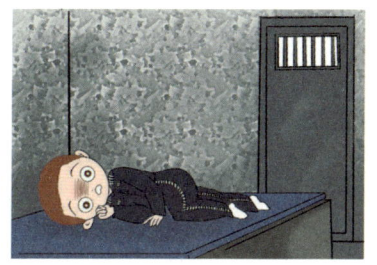

病例二：高中女生小芳从小受父母的不和谐关系影响，整天担心父母离婚，总是没有安全感，她性格内向，脆弱，不愿意和别人讲话。有一天她放学回家，看到父母正在激烈吵架，眼看爸爸抬起手向妈妈挥去，小芳立即跑过去挡在了妈妈前面，爸爸的一巴掌结结实实地落到了小芳头上。父母顿时傻眼，连忙查看女儿怎么样。小芳不喊痛，

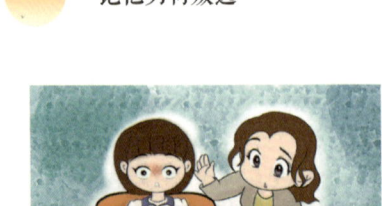

也没掉眼泪，自顾自地坐在沙发上，口里喃喃自语，叫她也没反应。爸爸妈妈一时呆住了，以为孩子是被吓到了，一时回不过神来。接连几天，小芳都痴痴傻傻的，总是一个人自言自语，父母这才彻底慌了神，赶忙把她送到专科医院，医生诊断为分离性障碍引起的童样痴呆。好在经过医生和父母的心理调节，小芳很快恢复了过来。

这两个病例都是属于分离（转换）性障碍，可是表现却略有不同，在临床中，一个被叫作甘瑟综合征，一个被叫作童样痴呆，两种发作形式都被叫作"假性痴呆"，和真性痴呆有很多不同。接下来让我们具体来认识这个疾病，并了解其与真性痴呆的区别。

解说 "分离（转换）性障碍"

分离（转换）性障碍是一类由精神因素，如生活事件、内心冲突、情绪激动、暗示及自我暗示，作用于易患个体引起的精神障碍。这是一组概念和分类不断变化的疾病，也可能是一组疾病的复合体。分离（转换）性障碍的共同点是患者部分或完全丧失了对过去的记忆、身份意识、即刻感觉以及身体运动控制等方面的正常整合能力。通俗点说，就好像是一整个"麻"住了，完全不知道"我是谁""我在哪""我在干什么"。一部分患者主要表现出分离性遗忘、分离性情感爆发、分离性身份识别障碍等精神症状，这类患者意识障碍非常突出，有些症状具有发作性，发作过后很快恢复正常。尽管患者否认，但是疾病的发作常常是"有利可图"的，如为了摆脱困境、发泄压抑情绪、博取他人同情和注意，或得到支持和补偿。

一、什么样的人容易患病

一般具有表演型人格障碍及童年期有创伤性经历的人易患分离（转换）

性障碍。表演型人格一般具有情感丰富、有表演色彩、自我中心、富于幻想、暗示性高的特点。童年期的创伤性经历一般包括受到精神、躯体或性虐待等。

二、在什么情况下患病

一般具有应激事件，比如经历战争、意外事故、丧失亲人、被出轨、离异等重大的生活事件。

三、分离（转换）性障碍的发病表现

分离（转换）性障碍的发病表现一般包括分离性症状和转移性症状。

1. 分离性症状

包括①意识障碍：如呼之不应，问之不答，推之不动，四肢发硬，僵卧于床，双眼紧闭，眼睑颤动，扒开双眼可见眼球乱窜，有意回避检查。②精神性发作：在精神刺激下立刻发病，情感反应强烈，通过夸张的动作和生动的表情给人一种尽情向外发泄的印象，如大吵大闹，捶胸顿足，撕衣毁物，睡地打滚，有的装神弄鬼或谈话常以歌谣式，当劝慰后或无人在场时可自行缓解。③分离性痴呆，分为甘瑟综合征和童样痴呆。甘瑟综合征一般表现智力障碍，对简单的问题给予近似确是错误的回答，如 $1+1=3$ 等。童样痴呆表现为天真幼稚、牙牙学语、活蹦乱跳、撒娇淘气、逢人便称叔叔阿姨。

2. 转移性症状

包括①感觉障碍：突然偏身感觉麻木，以正中为界，不符合正常的神经解剖分布，失明、失听、失声。②抽搐：在心理因素影响下，突然倒地，全身僵直，角弓反张，呼吸急促，呼之不应，问之不答，有时发作持续 10~20 分钟，甚至长达 1~2 小时，但发作时无大小便失禁，也无咬伤唇舌及跌伤。③其他表现：躯体性障碍多见于 30 岁左右女性，通常诉说自己有许多躯体不适的症状，如胸闷、气促、腹痛、呕吐、月经不调、性欲减退等，但检查报告并无躯体疾病的证据，可持续数年，一般病程为 2 年。

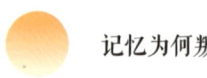

四、分离（转换）性障碍的诊断要点

①发病与精神因素密切相关。②症状的产生和消失与暗示、自我暗示密切相关。③症状多样，在情感爆发和其他精神发作时，可带有鲜明的情感色彩；在躯体功能障碍时，没有与临床症状相关的阳性体征。④病前有癔症性格特点。

五、分离（转换）性障碍的治疗

心理治疗是最有效的方法，包括暗示治疗、个别心理治疗、系统脱敏疗法、分析性心理治疗、家庭治疗。其中暗示治疗是最经典的方法，特别适合于那些急性发作而暗示性较高的患者。目前没有特效药物，一般对症治疗，如伴有精神病性症状或是兴奋躁动，给予抗精神病药物治疗。

六、假性痴呆和真性痴呆的鉴别要点

对于家属，该如何正确识别这类疾病？

（1）家属通常能快速识别出智能异常，但是真性痴呆一般不易识别。

（2）能够精确说出发病日期，而真性痴呆只能粗略说出。

（3）起病后迅速发展，真性痴呆缓慢发展。

（4）不想设法保持认知能力，真性痴呆想一切办法保持认知。

（5）常常表现出强烈的痛苦感，情绪变化夸张，真性痴呆常表现漠不关心，情绪不稳和肤浅。

（6）近事和远事遗忘同样严重，真性痴呆一般近事遗忘更加严重。

小贴士

分离(转换)性障碍是一类易复发的疾病,患者最好能清晰认识自己，正视自己的性格缺陷，主动改善人际关系。家属对其要有正确的指引，既不能一味迁就，也不能强行克制，双方共同努力争取疾病不再复发。

（赵博慧）

第21例 假性痴呆的隐匿面孔
——老年抑郁症

一位 70 岁的老阿姨，初中文化，退休，2 年前出现情绪不稳定、烦躁、入睡困难，1 年前出现记忆力下降，尤其是短期的记忆，比如出门忘记门牌号，生活能力也下降了，不料理家务，有时候甚至不会穿衣服，老伴担心可能得了老年痴呆，带她到专科医院检查。脑 CT 提示腔隙性脑梗死，记忆测试量表提示明显的记忆减退，提示血管性痴呆的可能，服用改善认知功能的药物后记忆功能改善，但仍乏力、懒动、躯体不适，最近感

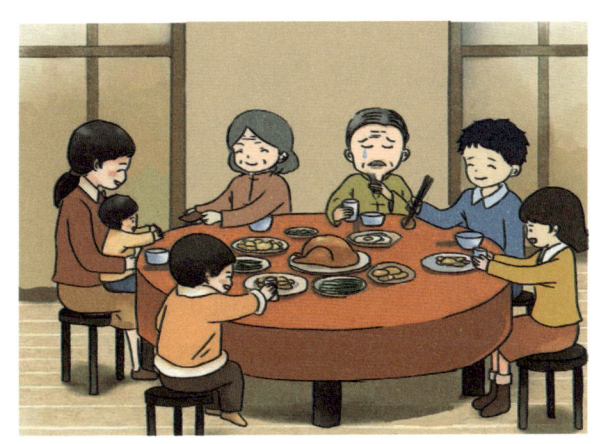

到心情不好，开心不起来，哭泣，胡思乱想，相信有人让她去自杀。再次就医检查发现有抑郁症倾向，果断调整至抗抑郁治疗后，老阿姨的情绪、认知功能、生活自理能力均较前有了很大的好转。

解说 "老年抑郁症"

这种与抑郁症相关的认知功能障碍在很长一段时间内被称为"假性痴呆"，而治疗抑郁症，即假性痴呆的病因，能够改善认知功能。痴呆又叫作重度神经认知障碍，是一组以认知功能受损和日常生活活动能力减退为

主要特征的临床综合征。假性痴呆指的是类似痴呆但实际上是由其他疾病引起的症状，老年抑郁症是藏在假性痴呆背后最常见、最重要的原因。

一、老年抑郁症与痴呆的关系

老年抑郁症会导致认知功能障碍，在老年抑郁症中轻度认知功能障碍的患病率约为54%。国外有研究表明，老年抑郁症可能是老年痴呆的危险因素或前驱症状，老年抑郁症发病的频率和严重程度与痴呆的风险呈正相关。与健康老年人相比，老年抑郁症患者的外侧颞叶和后扣带回中有显著的 Aβ 蛋白沉积、海马体积减小等改变，因此，在患有抑郁症的患者中，可能会有更多的思维、判断和认知功能受损的情况。对于确诊抑郁症伴有认知功能减退的患者，经过治疗后认知功能明显好转的情况也比较常见。相反，抑郁症状在老年痴呆患者中出现也较为常见，与阿尔茨海默病痴呆相比，路易体痴呆通常表现为更严重的抑郁，并且行为失常、冷漠和焦虑的发生率也更高。

二、认识老年抑郁症

我国 2000~2012 年老年抑郁症的患病率高达 17.2%。老年抑郁症的患病病因和机制复杂，可能在老年时期，重大的生活事件、衰老导致的身体功能下降等变化会导致慢性压力，使老年人面临心理健康风险，而这些风险会在不知不觉中发展为抑郁症症状。

老年患者抑郁发作的核心症状包括心境低落、快感缺失和兴趣减退，尤其是兴趣和乐趣下降更加明显。除了这些核心症状，老年抑郁症还会出现其他不适主诉，如记忆障碍、焦虑、躯体不适，年龄越大越明显。其他症状包括：认知功能损害，注意力、记忆和执行功能减退，各种形式的失眠；存在自杀的观念和行为，且成功率和危险性较高；出现精神病性症状，包括妄想和幻觉。当他们意识到自己身上的变化，能力的衰退，便会自我批评生活的局限性，说自己变得懒惰或可怜。而对于老年痴呆的患者则不会有这样的情绪反馈（表3）。

表3 抑郁症引起的假性痴呆和真性痴呆的鉴别

鉴别要素	抑郁症引起的假性痴呆	痴呆
起病及病程特点	一般有精神创伤，起病急，进展快	一般没有精神创伤，起病缓慢、进展慢
病史特点	可有抑郁或躁狂发作病史	一般没有
家族史	家属可能有躁狂或抑郁发作史	一般没有
症状	伴有心理症状：如悲伤、焦虑、快感缺失、全身躯体不适、注意障碍明显；对于有认知能力的减退态度更加悲观、自我批评	伴有神经系统症状增加：记忆障碍明显、言语障碍、运动障碍、失认症、尿失禁；对于有认知能力的减退态度否认或弥补
睡眠特点	早醒或入睡困难	渐进性节律紊乱，昼夜颠倒；快速眼动睡眠行为障碍提示路易体痴呆
食欲及体重	食欲下降，有时食欲增加，每周至每月体重变化	体重减轻缓慢；厌食、暴饮暴食和体重快速增加提示额颞叶失智症
合作程度	检查往往不合作，经常以"不想回答"或"我不记得"回答	痴呆患者检查合作好，错误回答或修改答案
神经认知功能检测	检测分数不稳定	检测分数稳定
抗抑郁药物效果	显著	不佳

对于医生来说，细致的临床检查（精神检查、辅助检查、尽可能全面而仔细的询问）是必不可少的，老年抑郁症不是老年人到了这个阶段的正常衰老或心情不太好，有些时候是非常危险的，我们应该予以重视。

三、老年抑郁症引起认知功能减退的治疗方法

确定是由抑郁症引起的认知功能减退，治疗抑郁症是重点。因为不同的人对不同的治疗方案可能有不同的反应，所以抑郁症的治疗因人而异，通常应结合心理治疗和抗抑郁药物。抗抑郁药治疗可能有助于缓解与抑郁症相关的认知功能障碍，从而改善认知症状。相比之下，老年痴呆引起的认知功能障碍通常会持续存在，并随着时间的推移而进展。

老年抑郁症的治疗主要包括药物治疗、心理治疗、物理治疗，但需要注意，由于老年人躯体疾病较多、对药物耐受性差、胃肠道吸收慢等特点，用药时需要格外小心，撤药、换药要缓慢。心理治疗能改善老年抑郁症患者的无助感、无力感、自尊心低下以及负性认知。电休克治疗疗效肯定，起效快，并对自杀、拒食、伴有精神病性症状的患者更有优势，而改良电休克治疗安全性更高，更适用于老年抑郁症患者。体育锻炼可以作为轻中度老年抑郁症患者的一线治疗手段，锻炼身体与抗抑郁药合并可用于治疗难治性抑郁。

小贴士

痴呆和抑郁症可以共存，"假性痴呆"和真性痴呆可能很难区分。作为家属，要给予老年人更多的关爱和陪伴，鼓励他们规律起居、参加娱乐活动、增加人际交往、丰富生活内容等。

（赵博慧）

第三部分
痴呆干预 7 法

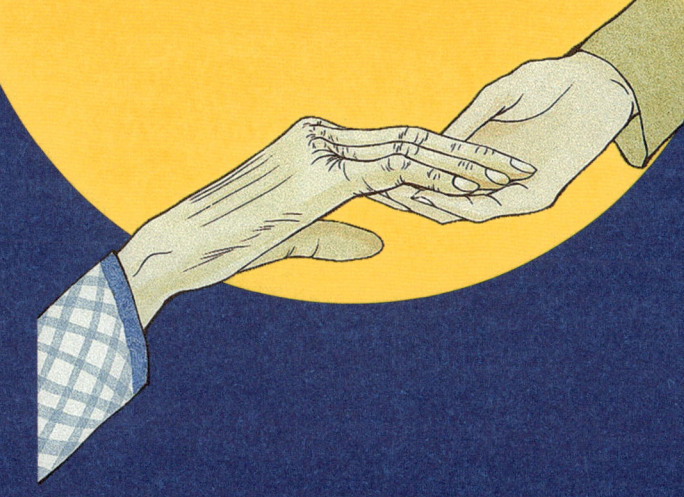

第①法　为奔驰的列车踩下刹车
——促认知药物科普

可能很多人都听过这几句话"我要喝手磨咖啡""我不吃我不喝我要钱""我活着还有什么脸面啊",这是很多人都看过的一部热播剧《都挺好》里面的"小作精"苏大强的经典语录,他的"作"和"自私"让我们记忆深刻。同样让我们印象深刻的是在故事结尾,他生病了,记忆渐渐消逝,失忆的他几乎忘了身边所有人,唯独还记得女儿15岁时的那段遗憾。他心疼女儿心心念念想要的习题集,可是老婆又坚决不给买,他只好偷偷地攒私房钱给女儿买,开心地想要给女儿一个惊喜,于是他在深夜一个人跑出家门,却不记得回家的路。女儿深夜疯狂地寻找父亲,看到父亲已认不出自

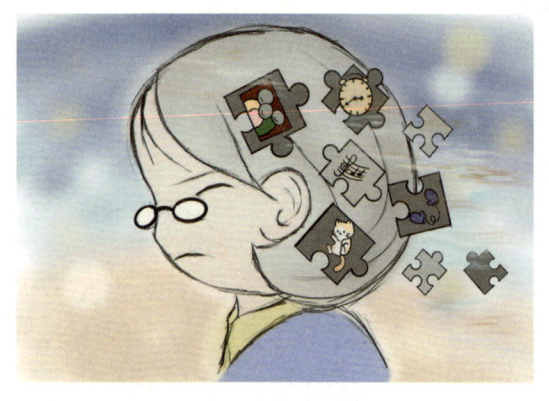

己,却还记得给自己买习题集,泪流满面地站在巷口,正应了那句"世界上最远的距离,不是生与死的距离,而是我站在你面前,你不知道我爱你"。

苏大强他最后得的是什么病呢?

没错,就是阿尔茨海默病,也就是我们常说的"老年痴呆",但又不等同于老年痴呆,它只是所有痴呆中最常见的一种。

药物科普

阿尔茨海默病是一种起病隐匿、进行性发展的神经系统退行性疾病，早期主要影响记忆力，初期常表现为近事遗忘，比如忘记家住几层。他们脑海中仿佛有一块橡皮擦，以往的记忆被一页一页拭去，先擦去最近的事，然后擦去几个月前的事，再擦去几年、几十年前的事。随着疾病进展，他们认不出自己的老伴、儿女，不记得他们的名字，有时甚至看着镜子里的自己，也不知道那是谁。有时还会产生幻觉并出现攻击性行为，情绪变得不稳定，容易敏感多疑。到了晚期，他们的大脑功能会严重衰退，终日卧床，大小便失禁，需要全天候照料。

阿尔茨海默病病因复杂、发病机制尚不明确，有 β 淀粉样蛋白异常沉积、tau 蛋白的异常磷酸化、神经系统炎症等多种假说。阿尔茨海默病总病程长达数十年，目前尚缺乏可以有效逆转或延缓疾病进程的药物，已批准的临床药物主要用于对症治疗，包括针对认知功能减退（促认知药）和改善精神行为症状的药物。

（一）乙酰胆碱酯酶抑制剂

1. 他克林

它是乙酰胆碱酯酶抑制剂（AChEI）的第一代药物，通过抑制乙酰胆碱酯酶（AChE）对于乙酰胆碱（ACh）的降解，增加 ACh 在突触间隙的含量及激动 M 受体和 N 受体来改善阿尔茨海默病的症状。该药口服过程中受食物影响较大，应饭后服。因其对肝脏毒性较大且不良反应较多而停止在临床上使用。

2. 多奈哌齐

它是 AChEI 的第二代药物，能够可逆性地抑制 AChE 的活性，从而增加 ACh 的含量，维持神经元活性，能够治疗轻中度的认知功能下降，其半衰期长，可每天单次给药。不良反应为恶心、腹泻、头晕和失眠等（表4）。

3. 卡巴拉汀

它是 AChEI 的第二代药物，能与 AChE 结合，形成共价氨基甲酰 – 乙酰胆碱酯酶复合物而降低 AChE 的活性。该药胃肠道不良反应较大，后经皮贴片的出现，使给药更持续，疗效更加稳定，且不良反应小，而被广泛应用（表4）。

4. 加兰他敏

它是 AChEI 的第二代药物。其抗 AChE 作用较弱，易通过血脑屏障，优势是能够在 ACh 严重缺损的脑区，竞争性地结合 AChE，而不影响胆碱能正常的脑区，适用于早期阿尔茨海默病患者。常见不良反应有过敏反应、心律失常等（表4）。

5. 石杉碱甲

它是中国研发的胆碱酯酶抑制剂，用于治疗轻、中度阿尔茨海默病，常用剂量为 0.1~0.3mg/d，不良反应相对较少，包括头晕、食欲减退、心动过缓，大剂量时可引起恶心和肌肉震颤等（表4）。

（二）谷氨酸受体拮抗剂

美金刚主要用于治疗中重度阿尔茨海默病患者，通过减少谷氨酸在突触间隙大量沉积所致的神经毒性，减少对神经系统的损害，修复受损神经元。常见不良反应为头晕头痛、便秘、高血压等（表4）。

表4 治疗阿尔茨海默病药物的具体用法

分类	通用名	起始量	最大维持剂量	附加注意事项
胆碱酯酶抑制剂	多奈哌齐	5mg/d	10mg/d	对肾功能不全或轻中度肝功能不全者无需调整剂量。要定期监测心电图变化。
	重酒石酸卡巴拉汀	每次 1.5mg，每天 2 次	每次 6mg，每天 2 次	肾脏或肝功能减退的患者通常不必调整剂量。
	加兰他敏	每次 4mg，每天 2 次（肝损者每天 1 次）	每次 12mg，每天 2 次	心、肝、肾损害者应慎用。若更换另一种胆碱酯酶抑制剂时要交叉滴定换药

（续表）

分类	通用名	起始量	最大维持剂量	附加注意事项
	石杉碱甲	0.1mg/d	0.1~0.3mg/d	对石杉碱甲过敏、严重心动过缓、低血压及心绞痛患者、哮喘患者和肠梗阻患者禁用。
谷氨酸受体拮抗剂	盐酸美金刚	5mg/d，每周增加5mg	每次10mg，每天2次	分为片剂和口服液体2种。可引起癫痫发作，有癫痫史者慎用。肾损害者慎用，应减少剂量，严重肾功能损害者不建议使用。肝功能损害者无须调整剂量。如果同时服用N-甲基-D-天冬氨酸（NMDA）拮抗剂，包括金刚烷胺、氯胺酮和右美沙芬，需慎用美金刚。

（三）抗Aβ蛋白药物

Aβ蛋白斑块被认为是阿尔茨海默病（AD）的核心病理改变，清除Aβ蛋白是抗AD新药开发的热门靶点。在此基础上出现几种新型抗AD药物。

1. 阿杜卡尼单抗

它是人源性单克隆抗体。2021年美国食品药品管理局（FDA）批准上市，为首个上市的AD靶向药物，其激活小胶质细胞吞噬功能，清除Aβ蛋白并抑制其聚集，对AD轻症患者有一定疗效。该药不良反应为脑水肿，欧洲药品管理局未批准该药上市。

2. 仑卡奈单抗

它是目前唯一同时在国际上和国内获批临床使用的针对AD的单抗药物，仑卡奈单抗是一种抗β淀粉样蛋白药物，通过清除大脑中Aβ蛋白斑块，逆转AD的病理进展。这3类人群不建议使用仑卡奈单抗：正在使用抗凝药物的人群、对仑卡奈单抗或其任何成分过敏的人群、患有无法控制的出血障碍性疾病的人群。

3. 多奈单抗

2024年7月获FDA批准用于治疗早期症状性阿尔茨海默病，它可帮助患者清除淀粉样斑块的过度堆积，改善记忆力和日常生活能力。

（四）其他药物

1. 钙离子拮抗剂

如尼莫地平、氟桂利嗪，这类药物可阻止钙离子进入细胞内，减少神经元的损伤，对认知功能有一定的保护作用。

2. 脑代谢复活剂

如胞磷胆碱、尼麦角林等，这类药物可通过改善脑血流、增加脑代谢等途径，促进认知功能的恢复。

3. 抗氧化剂

如司来吉兰，它可清除自由基，减少氧化应激对神经元的损伤，对认知功能有一定的保护作用。

4. 抗缺氧类药物

如拉莫三嗪，它可改善脑组织对葡萄糖的摄取和利用，恢复有氧代谢，增加脑细胞的能量供应，从而改善认知功能。

5. 甘露特钠胶囊

该药以海藻提取物为原料，是我国原创的首个靶向脑—肠轴的AD治疗新药，用于治疗轻中度AD。该药通过调节肠道微生物菌群平衡，减少外周炎症细胞数量，减轻AD患者的中枢神经细胞炎症，降低Aβ蛋白沉积和tau蛋白过度磷酸化，通过脑—肠轴调节从而改善认知功能障碍。

虽然治疗AD的药物不少，但大多只能控制症状和延缓其发展，不能治愈该病。此外，一些非药物治疗，包括认知康复训练、音乐疗法、生活能力训练和体育疗法等干预方法，也可延缓痴呆的发生发展，改善患者与家庭的生活质量。患上阿尔茨海默病，就像登上一列奔驰的列车，尽管我们无法让列车完全停下来,但早期有效治疗,可帮助患者一次又一次地踩下刹车,让列车尽可能慢一点,推后患者到站的时间。

小贴士

促认知药与躯体疾病会相互影响,选药时有哪些注意事项

- 癫痫、有惊厥病史或癫痫易感的患者慎用美金刚、多奈哌齐。
- 美金刚避免合用金刚烷胺、氯胺酮和右美沙芬,可能会过度抑制NMDA受体,引发不良反应。
- 严重哮喘、心脏传导阻滞、心动过缓者应慎用多奈哌齐等乙酰胆碱酯酶抑制剂。
- 多奈哌齐、卡巴拉汀、加兰他敏等乙酰胆碱酯酶抑制剂尽量避免与β受体阻滞剂、地高辛、胺碘酮和钙通道阻滞剂联用,以免影响心脏传导作用。

(刘 娜)

第❷法 点亮希望之光
——精神疾病药物科普

72岁的吕老师是一位退休多年的高级教师，从业数十年来她培育出桃李无数。对于吕老师的儿女来说，吕老师不仅是一位数学老师，也是哺育他们的母亲，她总是懂得那么多，好像所有的生活琐事都能被灵巧地解决，她从不计较，对所有的付出都不求回报。可是不知道从什么时候起，吕老师就像变了一个人，常常无缘无故地发脾气，有时候还莫名骂人，甚至要动手管教儿女。吕老师经常怀疑邻居偷她的东西，还勾引自己的丈夫，怀疑他们不仅

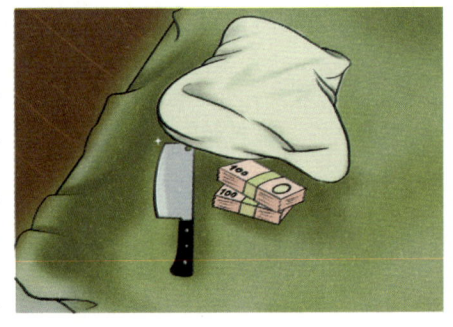

会私奔，私奔前还会盗走自己所有的财产。不愿坐以待毙的吕老师开始了自己的"反击"，反复寻求警察的帮助，把钱财缝在裤腰带里，枕头下面放菜刀，给邻居阿姨写恐吓信，命令儿女们24小时保护自己，儿女们被吕老师折磨得苦不堪言。他们带着深深的困惑来到精神科咨询，绝望地发出疑问："我妈怎么变成这样了？""我到底该怎么做？""她还能好起来吗？"

通过医生的检查发现，吕老师除了有记忆力减退外，还有易激惹、猜疑被窃和被害、冲动等精神症状，吕老师的精神症状与认知功能受损有关。在临床上，我们将痴呆患者的情绪、思维、感觉或行为紊乱异常的这些症状群称为痴呆患者的精神行为症状（behavioral and psychological symptoms of dementia, BPSD）。精神行为症状不仅极大影

响患者的日常生活，也增加了照护者的负担，是导致患者住院治疗的重要原因之一。

药物科普

一、如何应对棘手的痴呆患者的精神行为症状

在使用促认知药物的基础上，精神行为症状应首选非药物干预。当非药物干预无效、BPSD严重影响患者的生活、患者难以服从照料、存在紧急情况或安全问题时，可谨慎考虑合并使用精神疾病药物治疗。这些常用药物主要包括抗精神病药物、抗抑郁药、心境稳定药物以及苯二氮䓬类药物等。临床中需要根据患者的具体情况进行个性化干预，并时常评估药物治疗的效果和安全性。

二、如何规范使用精神疾病药物

（一）抗精神病药

抗精神病药对幻觉、妄想等严重精神病性症状具有肯定疗效，但可能增加心脑血管事件、肺部感染等严重不良事件发生率，使痴呆患者死亡率增高。因此，对于严重的精神病性症状，医生应在权衡利弊的情况下谨慎使用，主要用于控制严重的幻觉、妄想和兴奋冲动症状。在抗精神病药中，利培酮、奥氮平和喹硫平使用较多，在用药时要注意尽量使用最低剂量的有效剂量，待症状控制后，逐渐减少剂量，直至停用（表5）。

表5　常见的抗精神病药物使用规范

抗精神病药	起始剂量	不建议超出的最大剂量	说明
奥氮平	1.25mg/d	10mg/d	不良反应：嗜睡、体重增加、泌乳、糖脂代谢异常等。糖尿病和存在糖尿病高危因素的患者用药时应定期监测血糖。
喹硫平	12.5mg/d	300mg/d	老年人易发生直立性低血压和窦性心动过速，慎与可延长QT间期的药物合用。

抗精神病药	起始剂量	不建议超出的最大剂量	说明
利培酮	0.25mg/d	2mg/d	不良反应：失眠、焦虑、激越、头痛、口干。可引起锥体外系不良反应，呈剂量-依赖关系，可引起体重增加。

（二）抗抑郁药

痴呆患者常伴随抑郁、焦虑等症状，这些情绪问题可能加剧认知功能的下降，影响患者的生活质量。抗抑郁药可以有效缓解这些症状，因此，优先选择对认知功能影响小、安全性高的抗抑郁药很有必要（表6）。临床中常用的抗抑郁药包括以下几种。

1. 5-羟色胺选择性再摄取抑制剂

如氟西汀、帕罗西汀、舍曲林、西酞普兰、氟伏沙明等，这些药物通常耐受性较好，不良反应相对较少，使用方便。帕罗西汀、氟伏沙明具有一定的镇静作用，可在一定程度上改善睡眠；氟西汀引起失眠、激越的可能性较大，适用于伴有淡漠、思睡的患者；舍曲林和西酞普兰对肝脏P450酶的影响较小，安全性好，且对认知功能有一定的改善作用。

2. 5-羟色胺和去甲肾上腺素再摄取抑制剂

如文拉法辛、度洛西汀和米那普仑，这3种均为双通道药物，相比SSRI类起效较快，对躯体症状尤其是慢性疼痛更有优势。

3. 去甲肾上腺素和特异性5-羟色胺能抗抑郁药

如米氮片，对有睡眠障碍、消瘦或胃口不好的患者尤为适用，其不良反应包括体重增加、嗜睡、口干等。

4. 其他抗抑郁药

如曲唑酮，具有一定的镇痛、改善睡眠和抗焦虑作用，建议餐后服用该药，以减少头晕的可能性。

表6 常见抗抑郁药使用规范

药物（抗抑郁药）	起始剂量	不建议超出的最大剂量	说明
西酞普兰	5mg/d	20mg/d	能提高普萘洛尔的血药浓度。
艾司西酞普兰	5mg/d	10mg/d	QT间期延长的患者禁用。 与阿司匹林或华法林等抗凝血药物合用时可能引起上消化道出血的危险，应慎用。
氟西汀	10mg/d	20mg/d	慎用于既往有抽搐发作史的患者。 服用期间可能会出现低血糖，停药后继而出现高血糖。
舍曲林	25mg/d	100mg/d	与华法林合用可引起凝血酶原时间的延长，因此合用或停用应密切监测凝血酶原时间。
帕罗西汀	10mg/d	20mg/d	很常见的不良反应：恶心、性功能障碍。
氟伏沙明	25mg/d	50mg/d	突然停药时偶见头痛、恶心、头晕、焦虑。 可使茶碱的血药浓度升高。 与西沙比利、奎尼丁合用会增加心脏毒性。
文拉法辛	37.5mg/d	150mg/d	服用初期要监测血压。 肝肾功能不全、不稳定型心绞痛或有心肌梗死病史的患者慎用。
度洛西汀	20mg/d	60mg/d	服用初期要监测血压。 直接吞服不要弄碎药品、咀嚼或混在食物中，以避免影响肠溶效果。
米氮平	7.5mg/d	30mg/d	有癫痫病史的患者应慎用。

（三）抗焦虑及镇静催眠药

1. 苯二氮䓬类药

用于治疗痴呆患者焦虑、激惹和睡眠障碍。苯二氮䓬类药根据半衰期的长短，一般分为长效制剂（半衰期20小时左右），如地西泮、氯硝西泮、氟西泮等；中效制剂（半衰期10小时左右），如阿普唑仑、奥沙西泮、劳拉西泮等；短效制剂（半衰期3小时左右），如米达唑仑等。半衰期较短的药物多用于入睡困难，半衰期较长的药物适合焦虑、激惹和睡眠的维持治疗。苯二氮䓬类药的常见不良反应有嗜睡、头晕、共济失调、记忆障碍、呼吸抑制、耐药、成瘾、撤药综合征等。

治疗痴呆患者的睡眠障碍是为了减少或减轻失眠、易醒和夜间模糊，以增加患者的舒适，减轻家属和照护者的痛苦。药品的选择一般是根据除睡眠障碍外是否还存在其他症状而定。如果患者同时有精神病性症状和睡眠障碍，一般在睡前给予抗精神病药。如无禁忌证，可选镇静作用相对较强的抗精神病药，如奥氮平、喹硫平等；如果抑郁和睡眠障碍并存，可在睡前给予具有镇静作用的抗抑郁药，如米氮平等。如果患者只有睡眠障碍或焦虑、激越，才考虑使用苯二氮䓬类药。

2. 非苯二氮䓬类药物

临床上较为常用的包括唑吡坦、佐匹克隆、右佐匹克隆等，该类药物具有较强的镇静作用，具有快速入睡的特点，对入睡困难效果显著，可延长睡眠时间。与苯二氮䓬类药物相比，非苯二氮䓬类药物的成瘾性和耐药性较低。虽然非苯二氮䓬类药物的不良反应相对较少，但仍可能出现嗜睡、头晕、口干等不良反应，需密切观察（表7）。

表7 常见抗焦虑药或催眠药使用规范

药物（抗焦虑药或催眠药）	起始剂量	不建议超出的最大剂量	说明
奥沙西泮	7.5mg/d	30mg/d	与抗高血压药和利尿降压药合用，可使降压效果增强。
劳拉西泮	0.5mg/d	2mg/d	避免经常使用，因其半衰期短，有依赖风险。
阿普唑仑	0.2mg/d	0.8mg/d	出现呼吸抑制和低血压常提示超量。若伴随的焦虑不明显，白天尽量不服用，可增加白天活动度。
氯硝西泮	0.5mg/d	2mg/d	老年人中枢神经系统对本品较敏感，用药易产生呼吸困难、低血压、心动过缓甚至心跳停止，应慎用。

（续表）

药物（抗焦虑药或催眠药）	起始剂量	不建议超出的最大剂量	说明
唑吡坦	5mg/d	10mg/d	治疗时间应尽可能短，最短为数天，最长不超过4周，包括逐渐减量期，不建议长期使用唑吡坦。 为老年失眠者伴慢性阻塞性肺疾病（COPD）与轻中度阻塞性睡眠呼吸暂停（OSA）首选推荐。
右佐匹克隆	1mg/d	2mg/d	高脂肪饮食后立刻服用右佐匹克隆有可能会引起药物吸收缓慢。 为COPD与OSA首选推荐。

三、用药总体原则

老年人服用精神科药物时，总体应用原则为：小剂量起始，根据治疗反应以及不良反应缓慢加量，症状控制后可缓慢减量。对此我们推荐规律地每隔一段时间（如每1~3个月）带其到老年精神科门诊，由医生评估药物的有效性及安全性，是否可减小药物剂量或停用药物；对于正在减药的老年人，减药期间至少每月带老年人来一趟门诊，评估症状波动，并至少持续至停药后4个月，由医生判断症状有无波动、复发迹象，并重新评估抗精神病药的风险及收益。

四、用药后疗效不好怎么办

我们要判断患者的用药依从性，就是确定患者到底有没有按医嘱服药。在确定了患者按医嘱用药后，给药物一些起效时间，一般足量使用4周左右，如疗效仍欠佳，再考虑换药。

五、如何确保用药安全有效

随着年龄的增加，人体的各个器官的功能和体内环境的稳态机制开始降低或衰退，这也是导致老年人能耐受的药物安全剂量降低的原因。老年人发生药物不良反应的恶性程度远远高于年轻人，严重者可致死亡，因此老年患者用药需要特别注意。为加强对老年精神科患者用药安全的认识，需特别注意以下几点，以确保用药安全有效。

1. 谨慎评估

用药前需要谨慎评估，了解患者病史、过敏史及当前用药情况。评估患者肝肾功能，确保药物代谢正常。评估患者精神症状，确定用药适应证。

2. 个性化用药方案

老年精神科患者常伴有多重疾病，需综合考虑患者身体状况、疾病特点、药物相互作用等因素，制订个性化用药方案。选择老年患者易于接受的药物剂型，如口服液、缓释片等。根据患者症状、年龄及身体状况，合理调整药物剂量。

3. 用药监测与记录

密切监测患者用药后的反应，及时记录药物疗效及不良反应，定期进行药物疗效评估，根据评估结果调整治疗方案。

4. 了解药物相互作用与配伍禁忌

了解患者所用药物之间的相互作用，避免药物间产生不良反应，药物与食物、饮料的配伍禁忌，确保用药安全。

5. 把控用药时间

老年患者记忆力减退，应指导其按时服药，并设置提醒机制（如家人帮助老年人建立一个需要服用的药物"档案"，列出一段时间内需要服药的时间、种类、注意事项等，或通过设闹钟、将药物分装在小药盒的方法记住服药），确保用药的连续性和规律性。

6. 药物监测

定期监测患者肝肾功能、电解质等指标，及时发现药物不良反应，并采取相应措施。

7. 患者教育

加强患者及其家属的药物知识教育，提高其对用药安全的重视程度，增强自我管理能力。

六、对药物不良反应的疑虑

药物治疗是改善精神行为症状的重要手段，虽然许多老年人及家属对药物不良反应心存疑虑，但是实际上药物的不良反应书写得越是详尽，说明这些药物被研究得越是透彻。在临床中经过数十年时间的考验，药物的有效性和安全性还是能得到很大程度的保障得，不过任何药物都需在专业医生的指导下服用，使用非典型抗精神病药物有可能导致死亡风险增加。

七、用药后出现不良反应如何处理

1. 过度镇静

困倦、乏力、头晕等，服药初期或增加剂量时较为明显。

处理措施：将用药时间调整至睡前服，减缓增加剂量速度。

2. 体重增加及代谢综合征

如血压、血糖、血脂升高。以长期使用抗精神疾病药物者较常见，如服用氯氮平、奥氮平最明显，喹硫平、氨磺必利、利培酮次之，阿立哌唑、齐拉西酮影响较小等。

处理措施：预防为主，识别高危人群，对饮食、运动等进行健康指导。

3. 锥体外系不良反应

肌张力障碍、类帕金森病、静坐不能、迟发性运动障碍等。

处理措施：低剂量缓慢给药可减少发生椎体外系不良反应，可合并苯海索、普萘洛尔、甲钴胺等治疗，必要时调整药物，但要在医生指导下使用。

4. 转氨酶升高

药物以氯氮平、奥氮平常见，舒必利、利培酮、喹硫平、齐拉西酮等也可导致一过性转氨酶升高，大多可自行恢复。

处理措施：定期复查肝功能，必要时予以保肝药物，严重时需要停药或换药。

5. 抗胆碱能反应

口干、便秘、尿潴留、出汗、震颤、认知功能受损等。

处理措施：可通过增加饮水量、服用通便药物等对症处理，严重者可减药、停药或换药。

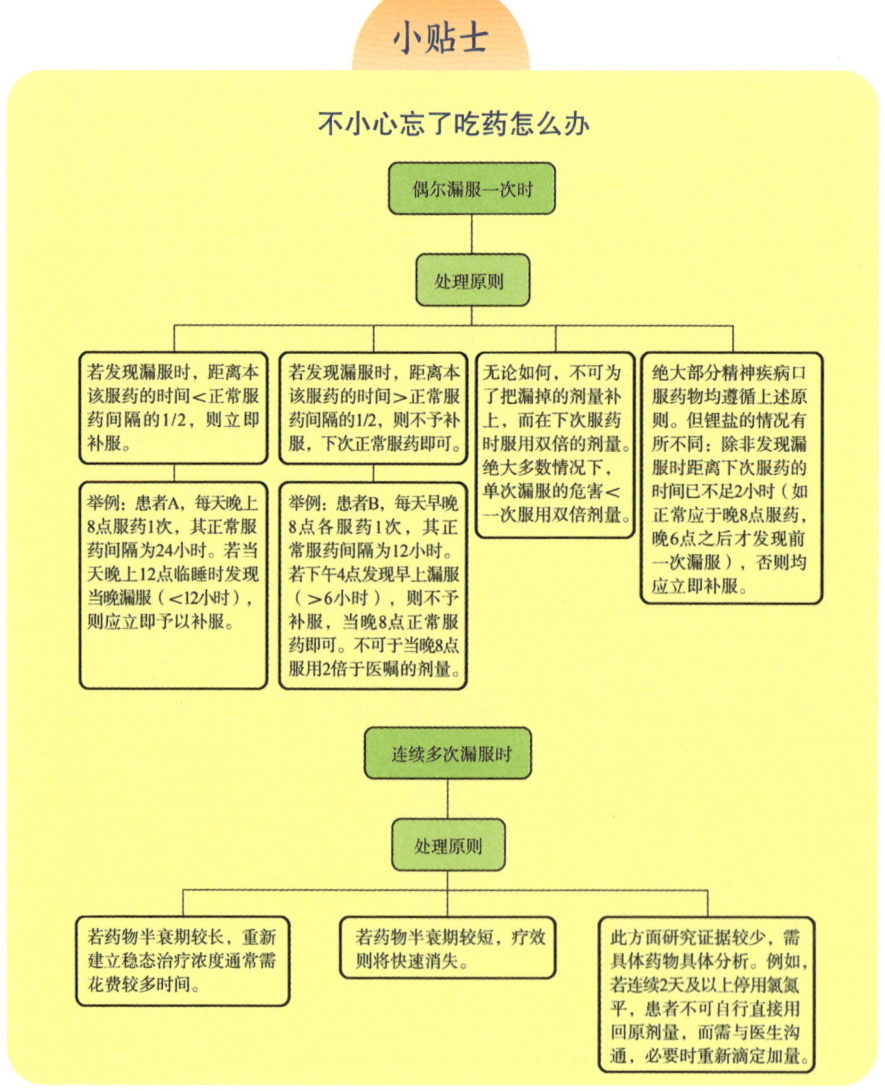

（叶思聪）

第3法 小小穴位，大大作用
——痴呆的中医治疗

2020年的某一天，刘阿姨在儿子的搀扶下慢腾腾、小心翼翼地挪进了我的诊室。刘阿姨今年78岁，3年前开始出现频繁忘记近期发生的事情，如刚刚和别人交谈过的内容，转头就忘得一干二净；出门买东西，到了超市却忘记自己要买什么。说话还常常停顿，不知道用什么词语来描述。还会搞不清现在是上午还是下午，在天气转凉时也不知道添衣……

家人发现刘阿姨的生活能力明显退化，手脚也没之前灵活，简单的家务活也会搞得很糟糕，情绪波动比较大，常常独自叹息，又会无端地发脾气。

"母亲以前是做财务工作的，现在什么事情都想不起来，甚至我女儿的名字有时候都会忘记，很多事情都做不了，出门找不到回家的路，好几次都是好心人报警，让警察送回来的。"刘阿姨的儿子非常痛苦地表达了自己的苦恼和担忧，他害怕母亲万一走丢了，再也不能回家，那该怎么办。因此，他很想通过中医的方式改善母亲的现状。

中医科普

一、中医辨证分析

刘阿姨身体清瘦，步履蹒跚，头晕乏力，舌质淡，苔薄，脉象弦细。在外院检查报告有脑萎缩。

处方：生地黄12g，熟地黄12g，山萸肉12g，枸杞子12g，菊花12g，杜仲15g，天麻15g，钩藤15g，石决明30g，泽泻30g，丹参30g，远志 6g，枳实 12g，竹茹 6g。水煎之，每天 1 剂，早晚口服。门诊中予针刺百会、神庭、印堂、四神聪、太溪、悬钟、肝俞、肾俞、足三里。每周 2~3 次。另嘱家人于家中常给患者足三里、肾俞、三阴交等穴位进行按摩。

汤剂与针灸结合治疗 1 个月后，刘阿姨的精神状态明显好转，记忆力有所加强，可以参与部分简单家务。守方治疗半年后，刘阿姨的各种不适都明显减轻，家里人非常开心。

从刘阿姨的年龄、细弱的脉象和疲倦的身体可以看到，刘阿姨目前处于肝肾精髓亏虚的状态，这也是每个人生命的必经之路。肝肾精血亏虚，肝得不到阴血的滋养，肝风内动，就容易出现脾气暴躁、悲伤、头晕。肝肾不足，运化失常，就会生痰浊，上扰清窍。另外，患者年纪上行，髓海不足，神机失用，就易发为痴呆健忘。治本之策就是补益肝肾精血，治标为息肝风、化痰浊。此外，针刺百会、神庭等穴可以通督脉、调脑神；太溪、悬钟补脑髓；四神聪为健脑益聪。

二、"痴呆"疾病概述

痴呆，中医又称之为"呆病""神病"，是一种由多种原因引起的脑功能减退性疾病。痴呆多由髓减脑消或痰瘀痹阻脑络，神机失用所致，临床表现为呆傻愚笨、神情淡漠、寡言少语、反应迟钝、善忘等症状。轻者可见神情淡漠、寡言少语、反应迟钝；重则表现为终日不语、忽笑忽哭、或不欲食、数日不知饥饿等。临床表现具有"千奇百怪""变易不常"的特点。

三、痴呆的中医治疗

中医方法主要包括中药汤剂、针灸、按摩、情志、康复治疗等。这里介绍可以自行在家操作的相关穴位针灸和按摩疗法。穴位治疗可以通过针灸或推拿按摩实现。针灸、推拿应根据患者的具体情况选择合适的穴位进行，以调和气血、疏通经络、醒脑开窍。常用的穴位包括百会、四神聪、神门、内关、三阴交等。对于痴呆患者，推拿按摩可以改善其血液循环，促进脑部供血，缓解症状。

（一）推拿按摩常用的手法

1. 拍法

手指微微弯曲，形成空心的虚掌状态，稍微用力地拍打在穴位上。

2. 点法

用指端或者指间的关节来按压患者的某个部位，然后逐渐向下用力压。

3. 推法

用手指或手掌着力于患者的某一部位，进行单方向的直线推动。

4. 拿法

将大拇指和其他四根指头中任意一根或者几根相对，提拿身体某一个部位或者穴位，一拿一放交替进行。

（二）常用穴位的位置及功用

1. 百会穴

（1）位置：百会穴位于头顶前发际直上正中5寸的部位，也可以简便取穴为前、后发际连线中点向前1寸处。常坐位取之。

（2）功效：百会穴穴性属阳，又于阳中寓阴，故能通达阴阳脉络，连贯周身经穴，对于调节机体的阴阳平衡起着重要的作用。常用于治疗头痛、眩晕、健忘、失眠等病症。

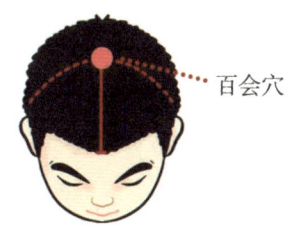

2. 四神聪穴

（1）位置：四神聪位于头部，百会穴前、后、左、右各旁开1寸，共4穴。取穴时可采取正坐或仰卧位，取头部前、后正中线与耳郭尖连线的交叉点（百会穴），再从此点向前、后、左、右各旁开1寸处取穴。

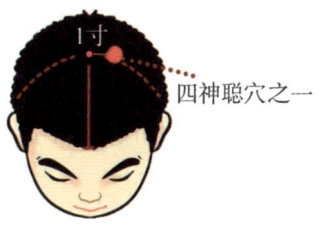

（2）功效：四神聪为安神定志的要穴，

具有镇静安神、清利头目、醒脑开窍的作用。可用于治疗失眠、健忘、癫痫、头痛、眩晕等病症。

3. 神门穴

（1）位置：神门穴是手少阴心经的穴位之一，位于腕部，腕掌侧横纹尺侧端，尺侧腕屈肌腱的桡侧凹陷处。

（2）功效：帮助入眠，调节自律神经，补益心气，安定心神。辅助治疗心痛、心烦、惊悸、怔忡、健忘、失眠、痴呆、癫狂痫、晕车等心与神志病症。

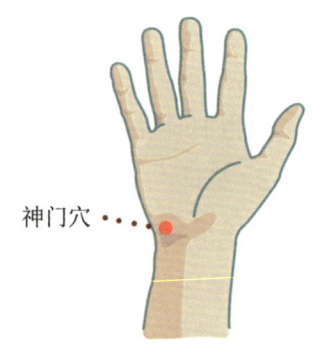

4. 内关穴

（1）位置：内关穴是手厥阴心包经的常用腧穴之一，位于前臂掌侧，曲泽与大陵的连线上，腕横纹上2寸，掌长肌腱与桡侧腕屈肌腱之间。

（2）功效：宽胸理气，纾解压力，解除疲劳，改善胸痛、心悸、盗汗，舒缓腹胀感，缓解治疗头晕、心痛、晕车等。

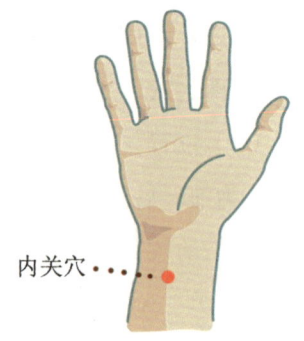

5. 三阴交穴

（1）位置：三阴交穴位于小腿内侧，当足内踝尖上3寸，胫骨内侧缘后方。足太阴、足少阴、足厥阴三阴经之会穴。

（2）功效：具有益血活血、清肠摄血的功效。是治疗妇科病、男科病、血证以及肝、脾、肾相关疾病的常用穴位。

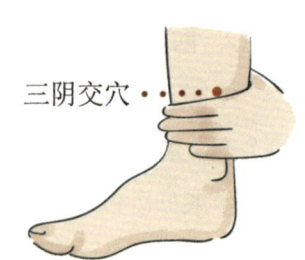

小贴士

中医强调"药食同源",哪些食物有助于改善痴呆的症状

- 核桃粥:核桃富含对脑部发育有益的成分。
- 黑芝麻粥:黑芝麻具有补肝肾、益精血的功效。
- 枸杞粥:枸杞能养肝明目、补肾益精。
- 牛骨髓粥:牛骨髓、黑芝麻和糯米搭配,具有补髓健脑的作用。
- 其他推荐食物:如桑椹、莲子、山药、茯苓、胡麻仁、紫菜、海带、大枣、百合等。
- 膳食平衡:均衡摄取谷类、蔬菜、水果、蛋白质和脂肪,保证膳食的多样性。
- 轻烹饪:推荐采用清蒸、煮、炖等烹饪方式,减少油炸和高温烹饪。

请注意,食物疗法仅作为痴呆治疗的辅助治疗,不能替代正规医疗。

(宋宣慧)

第❹法 大脑健身操
——认知训练方法

认知训练就像大脑的健身操,通过一系列精心设计的活动,帮助痴呆患者在注意力、记忆力、逻辑思考等方面进行锻炼。这些活动会根据患者的能力调整难度,就像健身教练根据锻炼者的身体状况,不断调整训练计划一样,目的是让他们的大脑保持活跃,延缓认知能力的进一步衰退。

认知训练科普

一、认知训练的实施方法

认知训练的时间和强度应该根据患者的具体情况安排,在确保患者积极配合的前提下,采取循序渐进的方式进行。我们建议每周进行3次及以上认知训练,每次训练时间不少于30分钟。认知训练包括一对一和小组训练两种形式,其中一对一训练方式相较于小组训练方式效果更好,这种训练方式既可以在医院、社区进行,也适用于家庭环境,可以提供纸笔材料、计算机辅助、虚拟世界等多种一对一个性化训练方式,还可以通过互联网平台开展医院-家庭联合监控实施。

二、认知训练的实施内容

(一)记忆力训练

1. 提升瞬间记忆

采取记数字、询问日期、重述电话号码等方法。例如,向患者快速读出一串数字"3、8、1、6、4",立即要求患者重复这串数字,以此来锻炼他们的瞬间记忆。

2. 维持远期记忆

引导患者回忆年轻时的经历、爱好及历史新闻等。例如，陪伴患者翻阅旧照片、图片和报纸，并给予足够的时间去观察和反应，使用开放式问题如"这是哪里，还有谁"，来鼓励患者回忆和讲述。同时，可以陪伴患者一起欣赏老电影和怀旧歌曲等来激发患者对往事的回忆。

3. 增强逻辑关联记忆

通过归类和回忆图片、词组或实物来锻炼逻辑关联记忆。例如，展示包含不同数量的蔬菜、水果等多彩图片，让患者观察并命名，之后将这些图片进行分类。在练习5分钟和20~30分钟后，让患者回忆图片内容，以此来提升他们的记忆能力。

记忆训练图

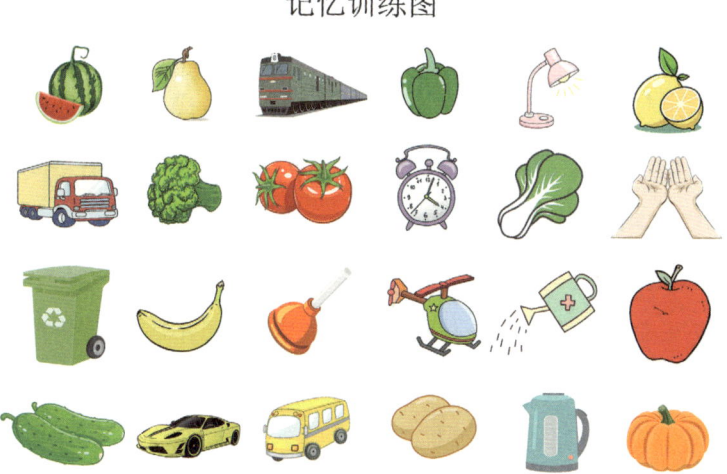

4. 训练延迟记忆

通过给患者布置记忆任务，然后在预定的时间后测试他们的记忆。例如，出示数种日常用品如钢笔、眼镜、钥匙等，5分钟后让患者回忆之前所出示的物品名称，或引导患者记忆一段信息，按一定间隔复述信息，反复进行并逐渐延长间隔时间等方式，训练其延迟记忆能力。

(二)定向力训练

通过患者熟悉的、感兴趣的时间、地点、人物进行强化训练。例如,定期询问患者今天是星期几、几月几日;在家里设置明显的标记,如不同颜色的门或墙壁,并一起绘制家中简图,在图上标出各个房间和常用物品的位置;让患者描述家庭成员的特点,以及让患者描述当前所处的环境等,这些训练都有助于提高患者对时间、地点、人物和情景的认识能力。

(三)语言交流能力训练

采用患者能够接受的方式进行交谈和互动。例如,利用图片命名、看图说话等趣味性活动来锻炼患者的表达能力;让患者聆听他们耳熟能详的故事,并鼓励他们回答问题,以此提高语言理解能力。同时,将日常生活中的常用词汇和句子录制成适合患者跟读的录音材料,进行反复的听说练习。通过这些方式,患者的语言理解和交流能力将会得到一定的提升。

(四)视空间与执行能力训练

针对生活技能相关的活动进行专门的训练。例如,洗澡、穿衣、整理仪容以及上下楼梯等日常活动。此外,还可以通过三维拼图、视频游戏或图形临摹等方法,来全面锻炼患者的视空间能力、注意力、记忆力、执行力等整体认知功能。

以图形临摹为例,首先让患者仔细观察左侧的图形,随后要求他们拿起笔在有右图的纸上进行临摹。完成临摹后,训练员将原图片收起,并在5分钟后提供一张仅包含右侧临摹图形的纸张,请患者仅凭记忆尝试还原出左侧的原图形。

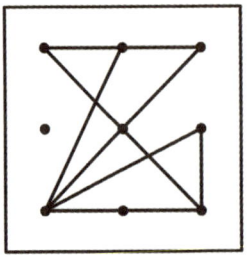 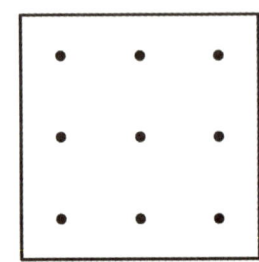

（五）计算能力训练

根据患者的病情选择适宜难易程度的训练内容。简单算数运算是一种既实用又有效的训练方法。例如，请患者记忆一份简短的购物清单，并在超市或模拟购物环境中挑选出清单上的商品，同时计算所需支付的总金额以及找零。另外，也可以给患者提供一定数量、不同面额的钱币，要求他们找出几种不同的付款组合来完成支付。

三、认知训练疗效的评估监控

为评估认知训练的疗效，应每6~12个月对患者进行一次全面的认知功能评估，如条件许可，可以结合神经心理测评和神经可塑性指标，来评估认知训练在其他方面取得的疗效。同时，可以使用计算机和互联网技术高效、实时地对认知训练情况进行监测。

科学、系统的认知训练，可全方位锻炼痴呆患者的大脑，提升记忆力、定向力、语言交流、视空间与执行力等。这不仅是大脑的锻炼，更是帮助他们保持独立、尊严，延缓认知衰退的重要方法。

小贴士

认知训练的注意事项

- 循序渐进：认知训练应遵循由易到难、循序渐进的原则，避免一开始就进行高强度或高难度的训练。
- 个性化设计：根据老年人的兴趣和认知水平制订个性化的训练计划，确保训练内容符合老年人的实际需求。
- 耐心引导：在训练过程中注重耐心引导和支持鼓励，避免过分追求训练结果而忽视老年人的情感体验和心理健康。

（杨菊丽）

第❺法 健康饮食，守护记忆
——痴呆患者的营养支持

痴呆患者存在营养不良风险的比例较高，这类患者会出现食欲调节和进食行为异常、嗅觉系统改变、进食能力下降等问题，严重的甚至引起吞咽障碍。同时，老年人具有摄入减少、消耗增多的营养摄入特点，使痴呆患者易发生体重减轻和营养缺乏的问题。长期处于营养不良的状态可导致老年人出现机体功能衰退、睡眠障碍及社会功能低下等不良后果。因此，痴呆患者的营养照护是十分重要的。营养照护，首先要进行营养评估，确认患者的营养状况，再进行针对性的营养支持。

营养科普

一、营养评估的方法

1. 膳食史调查

通过回顾法或食物频率问卷等方式，了解日常的饮食习惯、食物摄入量及种类等。与推荐摄入量进行比较，评估膳食结构是否合理。

2. 体格检查

通过测量体重、身高、腰围等指标，初步评估个体的营养状况。计算体重指数 [BMI = 体重（千克）除以身高（米）的平方，即 BMI= 体重 ÷ 身高^2]，一般老年人适宜的体重指数为 20~26.9 kg/m^2，高龄老年人进行适度的体重储备更有益于健康，建议达到 22~26.9 kg/m^2。检查皮肤、毛发、骨骼、肌肉等，进一步了解营养状况对身体的影响。

3. 实验室检查

通过血清白蛋白、转铁蛋白、前白蛋白、血红蛋白、电解质等生化指标的检测，评估个体的营养储备和代谢状态。这些指标能够客观反映机体的营养状况，为制订个性化的营养干预方案提供依据。

4. 生活方式评估

了解个体的运动习惯、睡眠状况、吸烟饮酒史等生活方式因素，这些因素对营养状况也有重要影响。

5. 病史和用药史

了解个体的既往病史和当前用药情况，评估疾病和药物对营养状况的影响。

6. 营养筛查量表

可以选用微型营养评估简版（MNA-SF）、营养不良通用筛查工具（MUST）等量表，注意由患者的照护者填写更能保证准确性（详见封底勒口二维码）。

二、营养评估的注意事项

1. 营养评估不是一成不变的

每1~3个月可进行一次营养评估，对于一些简单的测量数据，则可以做到每天、每周、每半个月记录一次，如体重的变化、饮水量的变化、进食量的变化等。

2. 发现体重持续性降低则需要引起重视

如过去3个月内体重下降超过5%，则可能出现营养不良的情况。体重减轻是痴呆的一个显著临床特征，甚至可能在痴呆确诊之前就已出现。

3. 体重减轻是普遍现象

随着病情的发展，体重逐渐减轻，轻度至中度老年痴呆患者中近一半会体重减轻。

三、改善营养不良的食物配方

1. 充分供给

对于能够自主进食的老年痴呆患者，首先也是重要的是保证食物的充分供给。

2. 谷物

每天摄入 200~300g 的谷物，其中包括 50~150g 的杂豆和粗粮。

3. 蛋白质

每天摄入 120~200g 的蛋白质，其中优质蛋白占比在 50% 以上，优质蛋白包括畜肉类（瘦肉）、鱼虾、禽类等。

4. 奶制品

每天饮用 300~500g 奶及奶制品，不仅可以补充蛋白质，还可以增加水的摄入。

5. 油脂

油脂的摄入尽量控制在 25~30g/d，避免油脂过量摄入或摄入不足。

6. 膳食纤维

摄入 300~500g 蔬菜以及 200~350g 水果必不可少。保证水果和蔬菜的摄入量，尤其是绿叶蔬菜的摄入量。

7. 简单估量每顿饭

大约是一拳头米饭、一捧绿叶菜、一手掌肉类、一拳头水果和一调羹食用油。

8. 足量饮水

女性每天饮水 1600mL，男性每天饮水 2000mL；当夏季炎热、腹泻、呕吐而造成身体水分过多损失时，要及时补充。如伴有心力衰竭、肾功能不全、肝硬化、全身性水肿的患者，液体的摄入量应当适当减少。

四、微量营养元素对痴呆患者的作用

在老年人的平衡膳食中，除了供给充足的能量外，还需要为人体提供充足的微量营养元素。

1. 维生素 C、维生素 E——清除自由基、延缓衰老

维生素 C 具有神经保护和神经调节作用，维生素 E 被认为是大脑中最

重要的抗氧化剂之一，通过其抗氧化活性在神经保护中发挥重要作用，还具有抗炎、抗疲劳和降低胆固醇的特性。

富含维生素 C 的食物有西红柿、苹果、辣椒、柑橘类水果、猕猴桃等。富含维生素 C 食物的烹调应选择快速、低温的方式，避免高温和长时间烹煮导致营养素流失。富含维生素 E 的食物有葵花籽油、坚果、麦胚等。

2. 胆碱、卵磷脂——增加乙酰胆碱

在维持神经功能的神经递质中，乙酰胆碱是非常重要的一类。痴呆患者无法合成乙酰辅酶，导致胆碱能神经系统受到损害，相应机体的神经功能也受到影响。卵磷脂是脑内转化为乙酰胆碱的原料。

富含胆碱的食物有豆制品、蛋类、花生、核桃、鱼类、肉类、燕麦、小米等。富含卵磷脂的食物有大豆及其制品、鱼脑、蛋黄、猪肝、芝麻、山药、蘑菇、花生等。

3. 维生素 D、叶酸、维生素 B_{12}——保护神经

维生素 D 是固醇类衍生物，能抑制海马突触变性，延缓神经细胞凋亡，调节神经营养因子。有研究显示，维生素 D 配合益生菌治疗可提高老年痴呆患者的认知功能，改善机体营养状态和代谢功能，减轻神经损伤。

富含维生素 D 的食物有鱼肝油、蛋黄、牛奶等，适当增加这些食物的摄入可以帮助补充维生素 D。此外，也可以在医生的指导下口服单纯的维生素 D 制剂或维生素 AD 滴剂、鱼肝油等，每天接受阳光照射也能促进体内维生素 D 的转化。

维生素 B_{12} 缺乏会引起认知功能障碍、精神症状、视神经萎缩、癫痫发作、不自主运动等，临床上就有维生素 B_{12} 缺乏导致快速进展性记忆力减退的案例。

富含维生素 B_{12} 的食物有动物内脏、海带、红腐乳、臭豆腐、大白菜和萝卜等。

叶酸，又称为维生素 B_9，是一种水溶性维生素，叶酸可以降低老年人

体内血同型半胱氨酸的水平，减少体内有害物质对脑血管的损伤，降低脑神经损伤造成的认知能力下降风险，对预防老年痴呆症有一定的帮助。同时，叶酸在红细胞生成中起着关键作用，可以预防贫血。

富含叶酸的食物有绿色叶菜、豆类、坚果和谷物等，食物新鲜和减少加工可以减少叶酸的损失。

五、使用微量营养素的注意事项

在没有微量营养素缺乏迹象或没有营养不良的情况下，不应使用营养补充剂、生酮或益生菌等。

不应随意使用肠内和肠外营养制剂，应该在微量元素检验结果的支持和医生的指导下使用。

六、针对性解决生活问题

除了选择合理多样的食材外，针对痴呆患者的食欲调节和进食行为异常、嗅觉系统改变、进食能力下降等问题，也要做出应对。

1. 味觉和嗅觉功能的减退

选择搭配合理的蔬菜，使食物颜色多彩诱人，允许患者有自己的小偏好，为他们多准备爱吃的食物，激发进食欲望。

2. 可能出现进食困难或吞咽困难

把食物切成更小体积或制成流食，使用调羹而非筷子，减少患者的进食阻碍。

3. 尽量有耐心，并鼓励患者主动进食

为患者提供舒适的进餐氛围，如果情况允许，可以和患者一起进餐。

小贴士

食谱方案解析

- 少食多餐：营养师照顾到老年人饭量减少的情况，为老年患者加餐，使患者有更多的机会摄入食物。
- 优化饮食结构：将大部分油炸食物和辛辣食物改为炖煮，使饮食结构更加健康，同时避免多油食物导致的不易消化和不便咀嚼的问题。
- 丰富食物种类：饮食中增加汤类、粥类等，保证了老年人水分的摄入，确保摄入牛奶、酸奶等优质蛋白，提升优质蛋白占总蛋白质含量；适量摄入富含膳食纤维的食物，如糙米饭（注意糙米比例的使用不要超过50%）、萝卜、芹菜等，增强肠道蠕动，促进排便通畅。

老人居家食谱

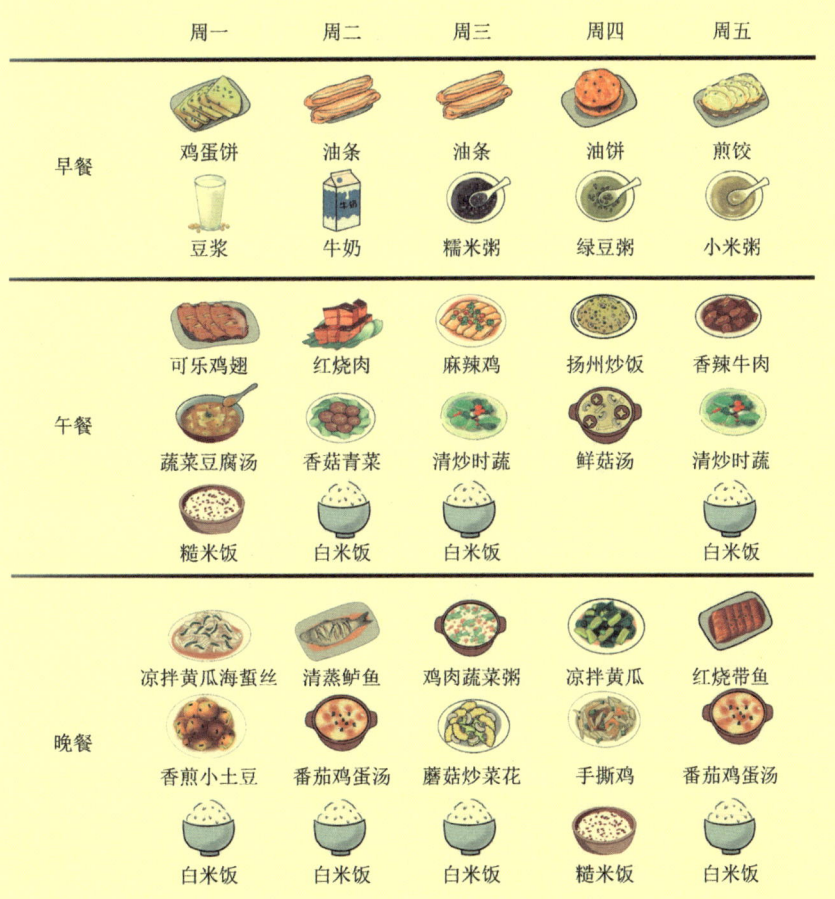

某精神卫生中心优化食谱

	周一	周二	周三	周四	周五
早餐	鸡蛋饼 豆浆	荠菜肉包 牛奶	煮鸡蛋 黑米粥	无水小蛋糕 山药粥	蒸饺 小米粥
加餐	苹果	橙子	香蕉	无糖酸奶	猕猴桃
午餐	盐焗鸡腿 蔬菜豆腐汤 糙米饭	豉汁蒸排骨 香菇青菜 玉米、白米饭	咕咾肉 清炒时蔬 白米饭	白菜烧豆腐 牛肉丸芹菜汤 白米饭	萝卜炖牛腩 清炒时蔬 白米饭
晚餐	凉拌黄瓜海蜇丝 豇豆肉丝 白米饭	清蒸鲈鱼 番茄鸡蛋汤 白米饭	鸡肉蔬菜粥 蘑菇炒菜花 白米饭	荷塘小炒 手撕鸡 糙米饭	西蓝花香菇虾仁 冬瓜丸子汤 白米饭

（孙亚楠）

第❻法　助您安睡每一天
——痴呆患者的睡眠管理

阳光明媚的午后，某小区花园的长椅上，一位两鬓灰白的大爷突然从梦中惊醒，他迷茫地望向四周，原本他只是想来呼吸一下新鲜空气的，不知不觉中竟睡着了。自从老伴儿患上了阿尔茨海默病，全家生活节奏全乱了，大晚上的她不睡觉，翻箱倒柜找东西，还时不时地拉着大爷外出散步，而到了白天，她像个没事人似的呼呼大睡，留下疲惫的大爷买菜、煮饭、洗衣服，苦不堪言。

睡眠科普

一、睡眠障碍与痴呆的关系

人体的睡眠调节中枢是一个复杂的神经网络系统，涉及脑干、下丘脑和基底前脑等多个脑区的协同作用，通过释放特定化学物质精细调控睡眠过程。老年痴呆患者的大脑结构变化直接影响睡眠调节中枢，导致睡眠障碍，而睡眠障碍又可能加剧认知障碍和痴呆病情，两者之间存在互为因果的关系。研究揭示，睡眠持续时间与认知障碍风险之间呈U形曲线关系，即过短或过长的睡眠时间均可能增加老年痴呆的风险。

二、痴呆患者睡眠障碍的表现

痴呆患者睡眠障碍的临床表现有失眠、睡眠片段化、睡眠质量差、白天过度嗜睡、睡眠呼吸障碍、睡眠-觉醒节律紊乱、睡眠或夜间行为异常、异态睡眠（快速眼动睡眠行为障碍、不宁腿综合征）、日落综合征等。其中以失眠、睡眠片段化、白天过度嗜睡最为常见。

1. 失眠

失眠是以频繁而持续的入睡困难或睡眠维持困难并导致睡眠满意度不足为特征的睡眠障碍。痴呆患者最常见的睡眠障碍是失眠,占45%,大多表现为入睡困难、睡眠维持障碍、早醒、总睡眠时间缩短、睡眠质量下降。

2. 睡眠片段化

即睡眠过程中反复出现觉醒的现象,且每次觉醒持续时间较短。这是阿尔茨海默病患者常见的睡眠障碍之一,与认知功能下降有密切关系。

3. 白天过度嗜睡

即白天觉醒期间无法维持所需求的清醒度和警觉状态,并且不能意识到在不恰当的时候睡着。白天过度嗜睡可单独出现,也可与其他睡眠障碍合并出现,或作为继发症状出现,严重影响患者的日常生活。

三、痴呆患者睡眠障碍的改善方法

1. 优化睡眠环境

(1)建议保持居住环境的熟悉和稳定,避免不必要的搬动或频繁更换家具布局,以减少环境变化带来的心理压力和睡眠障碍。

(2)采用遮光性能良好的窗帘或定制眼罩,有效隔绝外界光线干扰,为深度睡眠创造理想的暗环境。同时,利用柔和的夜灯或感应灯作为夜间行动辅助,避免强光直射。

(3)根据季节变化,精细调整室内温湿度,一般冬季为18~22℃,夏季为25℃左右,保持空气湿度在50%~60%,以模拟自然睡眠环境。

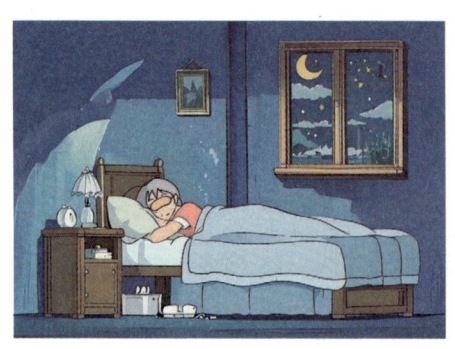

(4)定期开窗通风,每天至少2次,每次15~30分钟,确保室内空气新鲜,减少尘埃、真菌及有害气体的积聚,避免异味干扰睡眠。

(5)根据患者的喜好,播放轻柔、舒缓的音乐,如自然声效、轻音乐等，有助于放松心情，促进入睡。同时，可搭配使用薰衣草、蜂花油、洋甘菊等具有安神助眠功效的精油熏香，进一步增强放松效果。

（6）选用符合人体工学设计的床垫和枕头，根据个人体型和睡眠习惯进行个性化调整，以提供最佳支撑。定期更换床单、被套及枕芯，保持床铺的清洁与干燥，营造健康卫生的睡眠环境。

2. 固定作息时间

尽可能保持每晚10:00~11:00上床睡觉。睡前2小时避免在床上看电视，或者与患者讨论需要动脑筋以及可能会引起患者兴奋的话题。每天固定时间点起床。每晚的睡眠时间为7~8小时。日间避免长时间睡眠，如需要小憩，应控制在30分钟内，且尽量安排在午后进行。傍晚或睡前避免打盹，以免影响晚上入睡。

3. 促进日间活动

根据患者的身体功能，每天安排适量的身体活动，如散步、太极、八段锦等低强度有氧运动，保证白天的活动量。也可带着患者外出晒晒太阳，通过日光照射，刺激下丘脑视交叉上核，抑制褪黑素释放，增加患者白天的觉醒和活动，从而促进夜间睡眠。

4. 饮食调整

睡前4~6小时内避免饮用咖啡、浓茶等兴奋性饮品，以及吸烟等兴奋性物质。三餐时间安排适宜，晚餐应在就寝前至少2小时完成，避免饥饿或饱餐后就寝。鼓励患者白天多喝水，但睡前避免大量饮水，同时鼓励患者睡前去一趟厕所，以减少夜间起夜次数。

5. 药物治疗

痴呆患者应避免长期使用镇静催眠药物，特别是长效苯二氮䓬类药物，以防加剧精神错乱与认知障碍。要在医生的指导下，根据痴呆的具体类型选择合适的药物，并且在用药过程中，密切监测患者可能出现的不良反应。

（1）推荐阿尔茨海默病（AD）患者遵医嘱适量服用褪黑激素以改善

睡眠质量，但对于存在躁动、攻击性、痛苦或精神病症状的AD患者，不建议使用褪黑激素治疗失眠。

（2）推荐非AD引起的快速眼动睡眠行为障碍患者，可在医生指导下服用劳拉西泮或氯硝西泮，并可辅助应用褪黑激素。

（3）推荐老年AD患者可使用食欲素受体拮抗剂，以增加夜间睡眠时间并减少夜间清醒时间。

（4）在AD患者中如使用西酞普兰等抗抑郁药物时，需特别观察用药后是否出现睡眠行为障碍。

（5）使用多奈哌齐等胆碱酯酶抑制剂的患者，应从起始剂量5mg/d开始，4周后增加至10mg/d，同时密切关注可能出现的睡眠障碍不良反应。

6. 综合干预

鼓励家属增加陪伴时间，营造温馨和谐的家庭氛围，及时帮助患者排解不良情绪。根据患者的认知功能保留情况，设计个性化的认知刺激活动，如阅读、下棋、拼图等，以促进大脑活跃度，延缓认知衰退。必要时，由专业医生评估并决定是否采用认知行为疗法等心理干预手段，帮助患者调整心态，增强应对能力。也可在专业医生指导下，采用针灸、耳穴按压等中医理疗方法，作为改善睡眠的辅助手段。

小贴士

- 痴呆患者的睡眠管理是一项复杂而重要的任务，需要患者、家属和医护人员的共同努力。
- 应积极治疗阿尔茨海默病痴呆、血管性痴呆等原发疾病，以延缓病情进展，减少并发症。
- 推荐优先使用非药物干预帮助解决痴呆患者的睡眠障碍问题。
- 定期评估患者的认知功能、情绪状态及生活质量，及时调整治疗方案。

（李玉华）

第 7 法 关爱痴呆老年人的衣食住行
——痴呆老年人的照护

去年，王阿姨发现母亲康奶奶经常忘记刷牙、重复购买同样的东西，还走失过一次。王阿姨回想起刚开始照顾母亲那会儿，感慨万千。自己辛辛苦苦做了美味的晚餐，陪着母亲一起吃好，收拾干净，转身母亲就说："这个女儿算是白养了，都几点了，不知道买菜做饭。"康奶奶经常因为这些事而大发脾气，有时甚至动手打王阿姨。王阿姨纳闷了，想想自己，无论是工作还是家务，一向安排得妥帖，母亲却彻底把她整不会了。鉴于母亲在卫生、饮食、起居等方面的不良问题，王阿姨请教了社区医生和精神科医生，并在医生的指导下共同制订了一份详细的居家护理计划，希望给康奶奶提供一个稳定、安全的生活环境。

照护科普

在日常生活中，王阿姨应该如何照护康奶奶的衣食住行和个人卫生呢？

一、衣着

正确穿戴衣服不仅是对老年人基本生活需求的满足，更是对老年人照顾的全面体现。通过细心、耐心地为老年人提供合适的衣物，不仅可以让老年人感受到关怀和尊重，也可以愉悦老年人的心情，延缓痴呆的发展。具体措施如下。

1. 衣物贴标签

在存放衣物的抽屉贴上标签，标签推荐使用图片和文字的组合，更容易方便老年人理解。

2. 内衣布料柔软

为老年人准备的内衣最好选用棉质布料，柔软舒适，不选用化纤布料。不要选择过长的衣服，防止被绊倒。将不合适的衣物收纳起来，防止老年人自行穿戴。

3. 衣服易穿脱

为老年人准备容易穿脱的衣服，多用松紧带，减少用扣子和拉链、皮带。选择合适的一脚蹬鞋子或带魔术贴的鞋子。

4. 自行挑选衣物

让老年人从有限的衣服中自行挑选。如果有喜欢的样式，考虑多买几套同样的服装。尽量将整套衣服放在一起，有助于寻找。

5. 衣物易拿取

最常穿的衣服放在容易拿到的地方，按照穿戴顺序依次摆好。

6. 定时按指示穿衣

每天同一时间穿衣，安排足够的时间，提供清晰指示，引导在无压力状态下自己穿衣，可以使用手势演示帮助理解。

7. 多鼓励

衣服穿错时，试着用幽默的方式化解尴尬，并鼓励重新再穿一次，不可责备，老年人穿戴整齐后要给予鼓励。

8. 示范穿衣

当穿衣不符合季节时，照护者可采用示范方式。例如，在夏季穿厚外套体验炎热，然后脱掉换上短袖，展现清凉舒适。冬季则相反。

二、饮食

对于痴呆老年人来说，他们可能会因为食物太多而不知道如何选择，也可能会忘记吃饭或认为自己已经吃过了，甚至还可能会出现感觉不到饥渴、嗅味觉不敏感、不再认识食物、不会使用餐具等问题。有哪些方法可以促进老年人正常进食呢？具体操作如下。

1. 食材准备

选购新鲜优质的食材，注意营养均衡，不打乱其固有的进食习惯，根据营养师的建议进行合理的食材准备（详见第三部分第5法）。

2. 烹饪方式

以蒸、煮、炖、烤等低油低盐的烹饪方式为主，尽量避免油炸、煎等高油高盐的烹饪方式。

3. 环境方面

每天按时吃饭，创造安静、愉快的进餐环境。进食中忽然的声响，会分散老年人的注意力，导致呛咳或不愿继续进食，耐心等待老年人进食，不要催促快点吃完。

4. 体位调节

能起床的老年人，坐在高度合适的椅子上，身体坐直，下巴稍向前倾。建议围老年人饭兜，吃完饭方便清理，将食物及餐具置餐桌方便拿取处，鼓励进食，必要时协助，尽量独立完成，对老年人的进步要及时表扬。卧床进食时，床头应抬高30°以上，让老年人倚靠在床上，禁止仰卧位进食。

5. 餐具安排

使用简单的彩色餐具，颜色有助于激发老年人的食欲。餐盘里不要放太多食物，盘子里每样食物少放些，或者一道一道上食物，参考先给蛋白质→蔬菜→碳水化合物，最后是饮料水果，食物分解成小块。

6. 正确喂食

如果给老年人喂食，最好与老年人坐在相同高度而不是站着，这样老年人不用每次都要抬头接受食物，防止误吸或误吸导致的窒息。喂饭动作轻柔，每次量不可过多、速度不宜太快，观察患者，吃完一口再喂一口；视力不佳者，碰触嘴唇，刺激知觉后再喂入；口唇不能紧闭、颊肌收缩无力者，直接放入舌根附近；嗜睡者一定要在觉醒状态进餐。喂饭过程中可配合恰当的语言交流，增进参与进食的积极性。

还应注意以下几点，让老年人更舒适地进食。

（1）不要单独进食：尽量不要让老年人单独进食，即使您自己不吃饭，可以准备一杯茶水或牛奶饮料，陪伴老年人一起进食。

（2）分散注意力：如果进餐不太顺利，老年人拒绝进食和饮水，不要强行喂食，先休息下，用其他事情来分散老年人的注意力，过会再给老年人喂食。

（3）避免容易导致窒息的食物：花生、核桃、杏仁、开心果等小而圆、质地坚硬的坚果都容易卡喉咙。汤圆、年糕、麻薯、果冻等黏度过高、难于咀嚼且易黏牙，容易造成老年人窒息。

（4）进食中观察：多观察进食过程中老年人的表情、面色、态度和行动变化，进食后防止反流误吸。

（5）良好的牙齿护理和口腔卫生很重要：佩戴义齿的老年人要确保其义齿舒适且佩戴正确；如果老年人有牙龈、牙齿疼痛或口腔问题，可能会不愿意咀嚼。

三、居住环境

居住环境对老年人，尤其是痴呆老年人非常重要，因为他们大部分时间都是在室内生活。

1. 安全化

防止意外伤害，老年人生活区域的布置一定要从安全角度考虑，积极预防意外，包裹住所有尖角处，一些危险物品如药品、化学日用品、热水瓶、电源、刀剪等应放在安全、不容易碰撞的地方；平时将煤气或天然气的阀门关闭，收好厨房中的调味品，避免患者误食；关闭小家电的电源，如烤箱、微波炉、电热水壶，调低热水器的加热温度；对于痴呆晚期患者，注意移除房间内的镜子。

2. 无障碍化

地面尽量在同一平面，地毯地垫要平整，没有褶皱和边缘卷曲，地面通道无障碍物，地上有水及时擦干。

3. 适老化

（1）减少室内物品器具的放置：家具以牢固稳定为首要原则，使用轮椅的老年人还应考虑桌子的高度。

（2）床铺应靠墙或角落安置，有护栏：床的高度以老年人坐在床边，双脚可着地为宜，方便老年人上下，以防坠床摔伤。床垫软硬适宜，过软的弹簧床不利于翻身和移位。体质消瘦的老年人，床垫可适当增厚，避免骨隆突处受压。保持床单位清洁平整，床单经常拆洗并在阳光下暴晒。床边应放置伸手容易摸到的求救开关。

（3）使用坐式马桶，或用坐便椅、凳替代：建议装置扶手设施，用防滑浴室垫。宜干湿分区，以防老年人因地面湿滑导致跌倒。

（4）让老年人在熟悉的环境下生活：避免经常改变家庭布置，也不宜经常更换照护者。必须变换住所时，可展示熟悉的照片和物品，如小件家具、老照片、图画、纪念品，帮助老年人适应新环境。

（5）设计定向线索。①时间定向线索：在卧室、客厅等活动区域的醒目位置，放置大的钟表、日历，设计显示当前季节、节日的图片或植物，帮助患者辨识时间。②方向指引标识：在房门上贴上患者能辨认出场所的照片、图案等设计简易的方向标识，引导其找到卫生间、厨房、卧室等；将日常用品放在固定、醒目的位置，在柜子、抽屉外面作上标识。

（6）提供适度的感官刺激。①光线刺激：活动区域应保持明亮而均匀的自然光或人工光源，避免光线过于昏暗，阳光过于强烈时可用窗帘遮挡。②色彩刺激：暖色调（红色、橙色、黄色等）使人精神振奋，产生愉悦感，冷色调（白色、蓝色、紫色等）

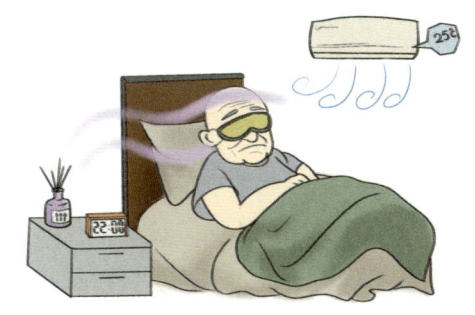

则有镇静安定作用。居室的墙壁、窗帘、床单等可装饰成温馨、明亮的暖色调，浴室、卧室、走廊或过道的墙面宜装修成冷色调。③声音刺激：根据喜好创设一定的声音刺激，如播放喜欢的戏曲、老歌、相声等。对于长期卧床不能外出的患者，建议用录音或投影的方式，让患者聆听鸟叫声、海浪声等自然界的声音。④触觉刺激。提供感官触摸带气泡膜（常见于电子仪器电器包装）、老年人喜欢的宠物。⑤嗅觉刺激。每天定时开窗通风，去除室内的异味，保持空气清新，可使用香味卡。

4. 智能化

有条件的家庭，可引入智能化监护系统设备。使用智能手环、传感器等设备，可以实时监测患者的活动、睡眠和情绪状态，为照护者提供数据支持，以更精准地理解患者的需求。

（1）智能提醒：基于患者的日常习惯和记忆能力，设置智能提醒系统，如定时服药、用餐、活动等，帮助患者维持正常的生活节奏。

（2）数字康复训练：通过在线认知康复训练软件，根据患者的认知能力和兴趣，提供个性化的训练内容和反馈以延缓认知能力的衰退。

（3）辅助沟通与社交：可以利用视频通话技术，让老年痴呆患者与亲人保持联系，减少孤独感，增强社交互动。也可以参加社区科普活动，分享经验、交流心得，为患者提供一个支持和理解的空间。

（4）安全监控：在家中安装智能摄像头和传感器，实时监测患者的活动，预防跌倒、走失等风险。设置紧急呼叫，确保在发生意外时能够及时得到救助。

四、出行

出行对于各个阶段的痴呆老年人都是必要的。即使是已经丧失了行动能力的老年人，我们仍然建议照护者在条件允许的情况下，每天至少让老年人坐着轮椅出门1次，这不仅有助于老年人身心健康，也体现了对他们的尊重。在应对老年人走失风险时，预防策略无疑是最为关键且有效的。

各种限制人身自由的极端方法绝对不可取。特别需要注意的是，当老年人尚处于行动相对自如但认知能力已开始下降的阶段，发生走失的可能性会显著增加。因此，此阶段应倍加关注以下几点。

（1）老年人出行需要有人陪同，并且佩戴一个注明老年人和家属的名字、家庭住址、联系电话和所患疾病的安全卡或手环，以防意外。

（2）睡前需确保房间门窗已经锁好。

（3）佩戴防走失装置、报警装置，可以大大降低在没有照护者陪同下老年人游荡出门的危险。关于装置的选择以不容易脱落和摘下为首要考虑点，其次是舒适度。

（4）俗话说远亲不如近邻，可以提前和街坊邻居、门卫打声招呼。如果老年人趁照护者不注意独自出行，拜托其打电话或者发微信告诉你，在你赶回的路上，拜托他们帮着照看老年人，不要让其再走远。为了方便邻居发现老年人，最好平时给老年人穿戴一些容易辨认的帽子、围巾或马甲，以防万一走失时便于寻找。

五、个人卫生

维持良好的个人卫生习惯，可减少感染的机会，要求早晚刷牙、洗脸、每周剪指甲，定期洗头洗澡，勤换内裤、被褥。制止不卫生的行为，如随地大小便，捡脏东西吃。对此，应多采用鼓励或提示的方法，切忌用命令式语气。对痴呆患者来说，洗脸、洗澡可能会变得越来越困难，最好按照他们过去的习惯去做，并适当给予建议。

（一）洗澡

洗澡是为了清洁身体，有些部位需要确认是否清理干净，如身体褶皱处和隐私部位。顺便检查皮肤有无红肿、过敏、破溃甚至压疮。给老年人洗澡时的注意事项如下。

1. **合理安排时间**

尽量安排在老年人最平静和愿意合作时，最好每天有固定的时间段，从而帮助老年人形成规律。当老年人拒绝洗澡时，应寻找原因，了解不愿洗澡的关键是沟通。需要确定老年人是因为恐惧、不舒服还是忘记了洗澡。因为在很多时候，他们不仅仅是不想洗，也可能觉得洗澡很危险。所以需要提前预备好能够分散注意力的方法，如洗澡前放一些舒缓情绪的音乐，让老年人平静下来。

2. 环境准备

保持浴室环境整洁、光线充足。用防滑浴室垫、安装扶手设施等减少危险。

3. 洗浴用品准备

如防滑拖鞋、浴巾、洗漱用品等，尽量使用老年人习惯的洗浴用品。

4. 防烫伤

如果用浴缸或浴盆洗澡，不要放太多水，以便让老年人感觉安全。即便老年人能够分辨冷热，也一定要先调整好水温，水温以 35~40℃ 为宜，以防烫伤。在洗澡前可让老年人先用手触摸和适应水温。

5. 防跌倒

在协助老年人进入浴缸时，不要忘了自己的安全，避免拉伤背部。可以使用扶手杆帮助老年人进出浴缸。如果老年人行动不方便，进出浴缸易滑倒，建议改用淋浴。如站不稳，坐在洗澡椅上更安全。

6. 防意外

不可以把老年人一个人留在浴室，以免老年人害怕或发生意外情况。

7. 尊重隐私

使用浴巾遮挡未在洗的隐私部位，避免老年人感到尴尬。

8. 使用视觉提示

例如，洗澡时递香皂或涂抹沐浴露，擦干时递毛巾。

9. 保护皮肤

涂抹护肤液湿润皮肤，避免因干燥导致瘙痒。

10. 保持冷静和耐心

若洗澡时老年人无故抵制照护者的帮助,可短暂离开,稍后重试更易成功。整个过程中要确保"放手不离眼",保障老年人安全。给予老年人充足的时间去理解和完成每项任务。

(二)如厕和大小便失禁

对轻中度患者鼓励独立如厕;很多晚期的老年患者出现大小便失禁时,应寻找原因并治疗。具体措施如下。

1. 定期训练

应训练其定时大便和小便,要经常提醒在睡前、醒后及饭前、饭后解小便1次,以减少泌尿系统感染的机会。

2. 合理饮水

晚饭后减少液体进食,以免小便频繁影响休息,但白天必须给予充足的水分。

3. 保护皮肤

注意保持皮肤的局部清洁,经常用温水擦洗会阴部、肛门周围及大腿内侧皮肤,可涂抹爽身粉,保持局部干燥。若肛门周围发红,可涂以氧化锌软膏,以使收敛,并用软纸或洁净的旧布把两侧臀部隔开,避免相互摩擦,加剧创面破裂。

4. 保持清洁

必要时使用纸尿裤或防水床垫,定期更换和清洁患者的床上用品。保持床单和衣服清洁、干燥、平整无褶皱,及时更换污染的衣物,避免排泄物刺激引起并发症。

小贴士

如何关爱痴呆照护者

- 情感与心理支持：理解照护者的辛苦与不易，定期组织家庭活动，鼓励照护者表达自己的感受。
- 健康与休息保障：家庭成员轮流照护痴呆患者，鼓励照护者参与适量的运动锻炼，定期进行体检。
- 照护技巧与知识提升：通过观看视频或参加培训课程等方式学习痴呆照护知识，鼓励照护者使用辅助工具来减轻照护负担。
- 社会支持与资源利用：寻求社区帮助，了解相关政策与福利，如长期护理保险、照护补贴等。

（唐甜甜）

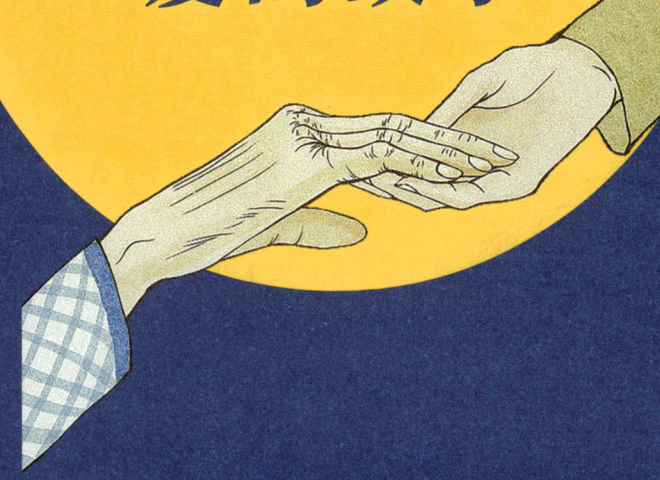

第四部分

痴呆、时光和爱的故事

第❶则 8年守护，爱如初见
——老伴得痴呆症后

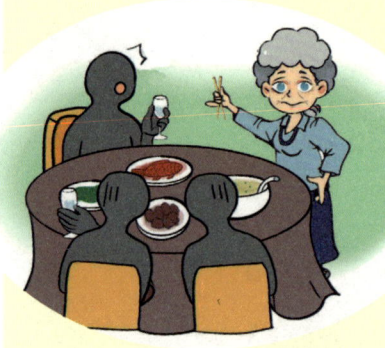

我的老伴今年82岁，是位退休的中学数学教师，正像她的姓氏"厉"一样，年轻时她做事雷"厉"风行。2016年，我们发现她"记忆力减退"，对事物的认识和空间的感知能力出现了异常，比如与学生一起聚餐时，学生拿起酒杯敬酒，她却拿起了筷子，上小汽车时不去后排门上车，却拉驾驶室的车门等。当时有朋友建议去精神卫生中心看看，但我想着，都七八十岁的人了，记忆力差点也没什么大不了的，加上当时老伴的其他生活自理能力还比较正常，我思想上没有引起高度重视，就没去精神卫生中心检查求医。

直至2018年12月，老伴的记忆力进一步减退，生活自理能力也受到了影响，我带她去精神卫生中心检查，经过一系列的问诊及体格检查后，又做了放射科检查，报告上写"海马萎缩MTA分级右侧2级、左侧3级，双侧放射管区额叶多发性腔隙性脑梗死灶，脑白质疏松"。医生开具药方盐酸多奈哌齐片每天2次，每次1片。

服药2年之后，即2020年，又去精神卫生中心求医，放射科诊断报告为海马萎缩MTA分级右侧2级、左侧3级，脑萎缩，双侧放射管区额叶多发性腔隙性脑梗死灶，脑白质疏松。医生建议在盐酸多奈哌齐片每天2片的基础上，增服盐酸美金刚，每天1片。

由于对医学知识的无知及思想上麻痹大意，我没有在老伴最初出现问题时带她去医院，晚了2年再去求医问药，这时病情应该是处于早期与中期之间了，我十分懊恼。我的经历告诉大家，如家中有老年人记忆力减退，对空间的感知力异常时，一定要及时去医院，医生会用专业的方法进行测试，诊断到底是衰老伴随的"记忆力减退"还是患痴呆的开始，一个重要的原则是早发现、早治疗，哪怕早一天也是好的。

这几年，在医护人员的指导下，我也学习了不少关于痴呆的知识，在一次次地实践和摸索中，我深切地体会到，照顾比治疗重要，陪伴比药物重要。这句话不是说治疗与药物无关紧要，而是强调了照顾与陪伴对于痴呆患者的重要性，这正是当前急需重视并加以改进的注意点。陪伴不光是坐在她身边，而是要尽一切可能与她交流。痴呆患者脑组织病变的部位有差别，与患者以往的性格差异也极大，这就导致了痴呆患者的表现多种多样，家属需要根据患者的个性、特征给出具有针对性的解决方案。在这么多年的照顾与陪伴中，我发现痴呆患者的病情往往会有反复，他们可能一会儿山重水复，顷刻又柳暗花明，因此对他们的照顾要求很高。说真的，这是一个极为艰难而又非面对不可的任务，需要有实足的信心、万分的耐心以及满满的爱心，要细心揣摩，耐心跟进，积小胜为大胜。

有一段时间，她变得像一个小孩子似的感知周围的人和物，对邻居的小孩也表现得极为感兴趣，于是我在手机里找出小孩天真活泼的视频给她看，让她也兴奋一下，脑子动起来。我还买了几个会唱歌、会说话的布娃娃和小狗让她玩，她很开心。那一刻，我也很开心。

我想尽一切办法与她交谈，拿出过去的照片给她看，给她讲照片中的故事，与她一起回忆几十年来共同生活的点点滴滴。有时她的一些偶然表现会使我激动万分，仿佛看到了一缕阳光从阴云密布的天空中射出来。比如有一次我在厨房里端着一碗滚烫的鸡汤出来，平时不会讲话的她突然说出三个很清楚的字："当心烫。"这简单的三个字说明她有意识，知道滚烫的鸡汤会烫伤人，说明在她的记忆思维里有我，关心我的安全。

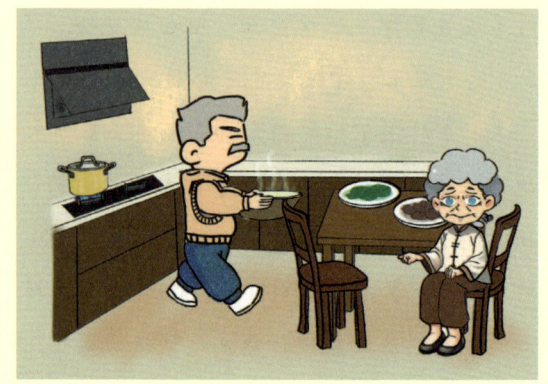

这件事真的使我有说不完的激动和说不出的高兴。

患病前她喜欢音乐与跳舞，但最近几年，她病情逐渐加重，双下肢基本不会动弹，洗脚时也是一动不动。一次护工帮她洗脚时，电视里正放着舞曲，她听到音乐，两脚在盆中不断地打动起来。那一刻，我们惊喜万分，说明我的老伴虽然脑子萎缩了，但她对以往生活中的喜爱还没完全消失。受到这件事的启发和鼓舞，我经常会放一些舞曲给她看。

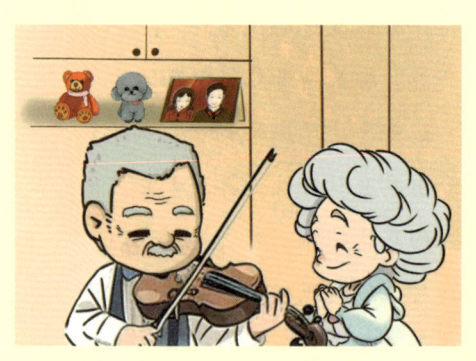

我平时每天拉1小时小提琴，拉琴的时候，我常常让她坐在我身边听我拉琴，丰富她的情感生活。医生说，这对推迟病情发展能起到不小的作用。

2023年4月，我的老伴不小心在房内摔了一跤，腰椎一节骨折，由于她丧失语言功能，不能打麻药，故不能手术，于是在家卧床100天，连轻微的活动都难以进行，脑萎缩加快了，到6月由于进食困难，危及生命只能插胃管。最近基本卧床不起了。我想，不会动会加重痴呆，她不能动，那我就得千方百计创造条件让她动一下。我家住二楼，想要带她到楼下晒太阳，接触大自然，这个难度可真不小。我买了一部爬楼机，天气好的时候，将她抱到轮椅上，推着轮椅带她下楼，在小区内坐一坐，看一看，呼吸一下新鲜空气。

以上是老伴近8年的患病概况，在这长达8年的照护过程中，我从最初的手忙脚乱、担心彷徨，到后来的慢慢适应，付出了很多，收获也不少。没有哪一个人的一生是一帆风顺的，与其不安痛苦，倒不如主动出击，了解病情，掌握科学方法，在细心揣摩后耐心跟进，尽可能让药物治疗与人性关爱结合起来，控制疾病发展，延缓疾病进程，与病共舞。

痴呆老年人的照护需要社会的支持，更需要家人的关爱。如何与患病亲人和谐相处是困扰痴呆老年人家庭的首要问题。每天照料中要有耐心、和气。笑脸陪伴，不能"指指点点"，更不能"严厉指责"，因为指指点点和斥责不但不能解决问题，反而会起到相反的作用。要时刻记住他们是病人更是亲人，克制自己，不做以后会后悔的事情，照护者要做到"尽心尽力"。"尽心"就是要尽到责任，而"尽力"便是尽自己的一切力量，献出精力和爱心。当然这里有个度，不能超越自己的能力，要保护好自己，保重身体，绝不发生"病人在，自己却累倒"的后果。

我小结一下与保姆配合要做到以下几点，与大家商讨并指教。

（1）卧床时，难免会在床上大小便，这需要及时清理，用清水把屁股等脏的部位擦洗干净，需1~2小时翻身，防止得压疮。

（2）长期卧床他们会产生悲观无望的想法，因此加强心理沟通，热情交谈使他们尽可能乐观是非常重要的。

（3）注意营养：卧床患者需特别保证营养，要荤素搭配，多吃蔬菜、水果和富有蛋白质的食物，如鸡蛋、牛奶、瘦肉、去骨去刺的鱼肉，增加对疾病的抵抗力。

（4）如条件许可，适当地在床上活动关节或进行适度按摩。

（5）防止慢性便秘，喂一些促进肠道蠕动的水果，必要时用开塞露。

（6）天气好时在户外用轮椅推着走走，晒晒太阳，接接地气，不要

记忆为何叛逃

让老年人长期不外出在家中躺着，只要身体允许就到室外活动一下，因为不去室外，精神变差，体力变差，越不动就越会瘫在家里。

老伴在将近40年的教师生涯中，始终认真负责，无私奉献，用辛劳的汗水浇灌着每一棵幼苗，受到了学生的赞美与爱戴。虽然患病前各地学生邀请她到北京、成都、重庆、武汉、深圳、海南、云南去旅游，享受幸福、快乐的晚年生活，但是病魔已经一点点侵蚀脑部，使她从一辈子活跃在三尺讲台的园丁，逐渐变成生活完全不能自理的半植物人，这是多么可怕的场景。

现在医学虽尚未弄清痴呆的真正起因，也还没有研制出医治的特效药，但在科技快速发展的今天，我们相信，痴呆一定会被人类克服。我们怀着激动的心情期待终结"痴呆的恶魔——阿尔茨海默病"这一天的到来，越早越好，早一天也是好的。

王老师
写于2024年夏季

第 2 则　爱的轮回：从被爱到给予
——照顾痴呆母亲的日子

我的母亲今年89岁，年轻时聪明能干、吃苦耐劳、持家有方。在20世纪七八十年代，那个连饭都吃不饱的时候，勤劳的母亲竟然把我们兄妹三个都培养成才：老大（我）中师毕业，大妹中专毕业，小妹大学毕业，用父亲生前的一句话说：母亲是我家的"功臣"。

在生活的长河中，我们总是期待着一帆风顺，期待着美好的故事按照预设的情节徐徐展开。然而天有不测风云，人有旦夕祸福，一向聪明的母亲随着年龄的增长，智商急剧下降，出乎意料地患了老年痴呆。2021年一天晚上半夜时分，我一觉醒来，听到客厅有"吵吵"的声音，原来是母亲在扫地。我问："在干啥？"她说："地上有好多菜籽沫，我把它扫掉。"听母亲这么一说，我心里顿时"咯噔"一声，母亲怎么会这样？大约过了个把月，一天晚上我在外面散步，那个时候母亲还会打电话，催我快回家，说"有好多小孩趴在窗子上"。我信以为真急忙回家一看，什么也没看见。母亲这两次反常的举动，让我感到情况不容乐观。

母亲的病情越来越严重了，从出现幻觉发展到离家出走。2022年大年初一早上7点左右，我发现母亲不在，连忙把家里每个角落都找了个遍，还是没发现母亲的踪迹。我们立马到当地派出所报了案，查阅了附近监控都无消息，于是发动亲朋好友，走街串巷寻找母亲的下落，直到上午10点左右，依然没有找到母亲的消息。在这万家团圆、欢乐喜庆的日子里，想到年迈的老母亲孤身一人，冒着寒冷、饿着肚子、饥寒交迫流落街头，我的泪水像断了线的珠子脱眶而出。此时此刻，我多么希望出现奇迹——母亲穿着一身过年的新衣裳，站在我们的面前开心一笑说："孩子们，别找了，

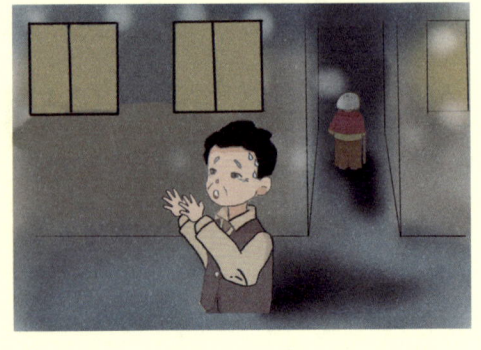

我回来了！"没过多久，母亲还真的被我找到了。原来，母亲走到这家店时，趁自己清醒，请店老板打个电话给大妹，告诉她母亲在某地派人去接。母亲终于有了下落，我们个个喜出望外，压在心底的石头总算落地了！

再后来，母亲开始记不清家人的名字，会在熟悉的街上迷路，甚至有时认不出我这个她最疼爱的老孩子，管我叫爸！那一刻，我的心像被重锤击中，疼痛不已。

面对母亲的病情，我知道我必须坚强起来，成为母亲坚强的依靠。于是，我们兄妹三个开始了全心全意照顾母亲的生活。我们分工明确：我主要负责母亲的饮食起居，两个妹妹负责晚上睡前洗漱，包括洗衣物等。

每天早晨，当第一缕阳光洒进窗户，我便轻手轻脚地起床，生怕吵醒还在睡梦中的母亲。我会先进厨房，烧好一壶水，煮好母亲最爱吃的面条或米粉，加上一个入口即化的鸡蛋。然后帮母亲起床、穿衣、扶她上厕所、帮她脱裤子，完毕后还要帮她洗脸刷牙。吃饭时，还得守在她身边。母亲的牙也不好使了，吃饭时，稍不注意，饭菜就会掉的比吃的还多。因此，必须把碗放在嘴巴下面，这样饭菜只会掉在碗里。母亲不是想象中的那么听话，有时糊涂了，脾气比牛还倔。早晚两次刷牙，经常拒绝，实在没办法，只好哄哄她，或等她清醒后再帮她刷。在照顾母亲的生活中，经历过的辛酸只有自己才知道。由于母亲糊涂很任性，有时候我也会使性子、发脾气，甚至骂她。我也知道骂解决不了问题，可就是身不由己，事后又会

后悔，毕竟是生我养我的母亲，没有她，哪有我？哪有我的今天！母亲她也不希望摊上这种病啊！

母亲的大小便成了我需要时刻关注的问题。为了避免她尿床，我经常提醒并扶她上厕所，但很多时候，母亲无法自主控制，大便拉在身上，我能处理尽量自己处理，实在处理不了叫大妹或小妹来，给母亲更换衣物和床单，每次清理时，谁都没有丝毫的嫌弃。有时候母亲便秘，大妹小妹一点也不嫌脏和臭，用手去抠，什么也顾不得，只有对母亲的心疼和发自内心的爱。

午餐和晚餐，我会尽量做到荤素搭配，营养均衡，把饭菜做得软烂些，方便母亲咀嚼和吞咽。饭后，如果天气好，我会陪着母亲去小区或马路边散步。牵着她的手，感受着她手的温度，就像小时候她牵着我一样。我会给她讲乡下那些"麻友"的名字，勾起她在乡下和麻友打麻将美好时光的回忆，有时候她自己也能讲出曾经友好的几个麻友的名字来。有时，我也会指着马路边人家种的菜问母亲，这是什么菜，那些又是什么菜，清醒的时候，母亲都一一认得，还叫得出名字来。尽管她可能转眼就会忘记，但我看到母亲感兴趣的东西，还是会对母亲讲，希望能在她的脑海里留下哪怕一丝美好的痕迹。

母亲的睡眠也变得很不规律。有时她白天会嗜睡，晚上却睡不着，嘴里不停地念叨一些听不懂的话，手也不停地抓这抓那，弄得我也睡不好。为了调整她的作息，我会尽量白天陪她多活动，晚上我们兄妹三个陪在她身边看电视让她晚点睡。有时候，一晚上被母亲折腾得没睡好。虽然我有些疲惫，但我知道，只要能让母亲多睡一会，我的付出都是值得的。

日子一天天过去，照顾母亲的工作虽然辛苦，但我从未有过抱怨：一来，我是她的儿子，照顾母亲是我义不容辞的义务；二来，做人要知道感恩。母亲含辛茹苦，把我们养大，供我们读书，历尽千辛万苦，很不容易。母亲给予我们的爱，为我们所有的付出，远远超过了我们为她所付出的一切。

我与我的同龄人比较，母亲倾其所有的养育，让我觉得自己很幸福。在母亲的病情逐渐加重的过程中，我也更加珍惜每一个与母亲相处的瞬间。用大妹一句很经典的话来说："母亲在，能闻到母亲的屎尿味，母亲不在了，想闻都闻不到了。"

有一次，母亲突然清醒了片刻，她看着我，眼中满是慈爱和愧疚，她说："崽呀，辛苦你了。"那一刻，我的泪水夺眶而出，我紧紧握住母亲的手说："妈，这是我应该做的，只要您在我身边，比什么都好！"

聂润林

写于2024年9月

第❸则　陪伴是最长情的告白
——小静奶奶和向爷爷的故事

有一次去老年养老院会诊，遇到一位非常有趣的爷爷——向阳，他略带羞涩地向我介绍："我在这里找到了女朋友，她很漂亮，我很喜欢她。"我疑惑地望向护士长，护士长把我拉到一边，指着一位奶奶说："这位就是小静奶奶。"我忍不住好奇地向奶奶打听了她和爷爷之间的故事。

奶奶从小就喜欢向日葵，向阳爷爷就像向日葵一样。爷爷是奶奶的师兄，他们是在新生报到那天认识的。他们第一次见面的日子是1956年9月6日，向阳是新生志愿者。当时，小静带着一堆行李找宿舍，怎么也找不到，心里非常焦急。突然，听到一个声音："同学需要帮忙吗？"从此之后，就开启了他们之间的爱情故事。

爷爷一直叫奶奶小静，他说第一眼看到奶奶时就觉得她很漂亮，也很文静，想让奶奶成为他的女朋友。在奶奶答应做他女朋友的那天，爷爷送了一大束向日葵给奶奶，并对奶奶说："以后就让我来照顾你，做温暖你一辈子的向日葵。"

大学毕业后，爷爷奶奶结婚了，结婚也是选在了9月6日，这是他们第一次见面的日子。每年这天爷爷都会送向日葵给奶奶，并为奶奶做一顿丰盛的晚餐。可是，在2018年9月6日这一天，奶奶到家时，发现爷爷躺在沙发上，并对奶奶说："我已经在外面吃过饭了。"爷爷也没有像往常一样提结婚纪念日的事情。奶奶很疑惑，但想着可能是老夫老妻了，也没有太放在心上。

大概一个月后，爷爷和奶奶经过一家花店时，爷爷说："一周前我送给你的向日葵很好看，你喜欢吗？"爷爷的话让奶奶很震惊，也让奶奶感到不安。现在回想起来，这可能就是爷爷患有阿尔茨海默病的最初症状。后来，爷爷总是喜欢重复说一些话，同一件事情反复说，都是从头说起的那种，仿佛都是第一次说起那些事一样。

再后来，爷爷变得越来越抱怨，抱怨儿子总是不回来，哪怕儿子一天前刚来过；抱怨奶奶没有及时做午餐，哪怕他一小时前刚刚吃过。爷爷总是搞错时间，周六和周日老是分不清。儿子有时候打电话说："要晚点回来"。他总是不理解，认为是晚上回来。

爷爷的脾气变得很差，总是认为奶奶看不起他，说奶奶埋怨他画画不好看。有时候爷爷找不到画笔，就认为是奶奶给他藏起来了，不愿让他画画。以前爷爷是很爱干净的一个人，也变得越来越不讲卫生，经常将外面没有用的东西捡回来，还说可以派上大用场。有一次，小区里有一只被人丢弃的花瓶，被爷爷发现了，他捡回来说是水壶，并把家里喝的水都倒在花瓶里。奶奶才意识到，爷爷是病了。后来，奶奶和儿子带他去看医生，爷爷对医生介绍时把儿子说成了孙子。医生给爷爷做了简易智能精神状态检查量表评估，爷爷仅仅得到了19分，满分是30分，做头颅MRI发现头颅内侧颞叶海马萎缩，医生考虑是阿尔茨海默病痴呆。

为了更好地照顾爷爷，奶奶和他一起住进了养老院。现在，爷爷已经不认识奶奶了，他好多次都问奶奶叫什么名字，问奶奶愿不愿意做他的女朋友。奶奶每次答应他时，他就会很开心。有一次奶奶想逗逗他，故意不肯答应。可把爷爷给急坏了，一个人坐在房间里叹气，不肯说话，不肯吃东西，后来奶奶答应他后，爷爷才开心起来。从此之后，奶奶就再也不逗爷爷了。

有一次，奶奶骨折了，医生就把奶奶转到了其他房间照护，和爷爷分开了。分开的那段时间，爷爷没有好好睡觉，经常烦躁，甚至会发脾气，摔东西。虽然医生给爷爷吃了稳定情绪的药物，但效果始终不理想。有时候，爷爷还会在房间默默地叫奶奶的名字——"小静，小静"。有时候爷爷也会说很多让人听不懂的话，经常一个人偷偷落泪，这让护士长很心疼。

后来，好心的护士长把爷爷带到了奶奶的房间，爷爷看到奶奶就开心了，还对奶奶说："你很漂亮哦，我在哪里见过你吗？你可以做我的女朋友吗？"那天晚上爷爷的睡眠和情绪都好了很多。原来，爷爷是因为没有见到奶奶才变得心神不宁，爱发脾气的。

从那以后，奶奶就再也不肯和爷爷分开了，奶奶要求和爷爷住在一个病房。之后，爷爷每天晚上都能很安静地入睡。奶奶动容深情地对我说着她内心的想法："充满温情的陪伴才是治疗疾病的最好良药，往后余生我会像向日葵一样照顾老头子，虽然老头子已经不认识我了，但我们之间的点点滴滴仍能唤起老头子记忆深处的柔情。"

在向爷爷和小静奶奶的世界里，没有复杂的对话，也没有华丽的誓言，只有彼此陪伴的静默时光。奶奶会耐心地给爷爷讲述他们年轻时的故事，尽管很多时候，这些故事在爷爷的脑海中如同过眼云烟，转瞬即逝，但她相信，每一次的重复，都是对这份爱的一次加固，是对抗遗忘的最好武器。

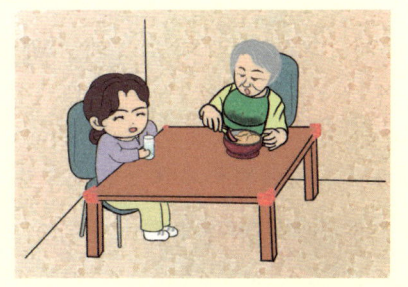

向爷爷的世界变得越来越小，他常常望着小静奶奶，眼中闪烁着茫然与陌生，仿佛她是第一次走进他的生命，但每当奶奶轻轻靠近，坐在他身边时，爷爷的眼中便会闪过一丝不易察觉的安宁。这份安宁，是岁月沉淀下来的默契，是即使遗忘也无法抹去的依赖。

王晶

写于2024年冬季

第4则 从陌生到熟悉的温柔守护
——阿尔茨海默病患者的康复之路

护士在医疗体系中占据着不可或缺的重要地位，她们是患者康复道路上的守护者，是促进患者身心健康的传播者，她们以无私奉献的精神和卓越的专业能力，为患者的健康贡献着自己的力量。

我，从一个神经科跨越至精神科的"新航者"，踏上了这条充满挑战与温情并存的旅程，在这条不寻常的道路上，我邂逅了李爷爷——一位阿尔茨海默病患者，与他并肩走过了人生中一段艰难而又充满希望的康复之路。这段旅程，从最初的陌生与无奈，到最终的熟悉与理解，不仅见证了李爷爷的变化，也深刻影响了我和我的同事们。

初遇迷雾

那是一个春日的午后，病房里来了位新患者，我称呼他为李爷爷，他的儿子及老伴为他办理了住院手续。他的老伴说他曾是一位风度翩翩的学者，对家人的照顾也是无微不至，

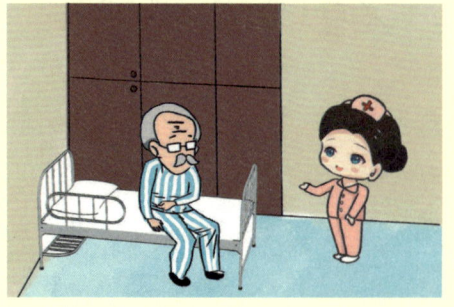

退休后爱上了园艺，家里种满了各式各样的花植，但如今却是一个性格古怪、时常打骂亲人、家人生病漠不关心且生活无法自理的老年人。面对李爷爷的变化，他们已无

法很好地照护，时常觉得力不从心，无奈之下选择了入院治疗，希望能改善他的病情。

第一次见到李爷爷时，我试图与他交流，询问他的感受，但得到的只是茫然的回应，他的世界仿佛被一层薄雾笼罩，记忆的碎片散落一地，难以拼凑。他的家人站在一旁，眼中满是焦虑和无助。我意识到，这将是一场漫长而艰巨的战斗，而我，必须成为李爷爷最坚实的后盾。

探索与尝试

面对阿尔茨海默病，我深知传统的生活护理远远不够，它需要更多的技术干预来延缓病情发展。于是，我开始查阅文献、学习最新的康复理念和技术，并不断向护士长、资深护士请教学习护理经验。我了解到，记忆训练、认知刺激和情感支持是阿尔茨海默病患者康复的关键。于是，我向家属详细了解了他病前的喜好，以及那些关于家庭、朋友和往事的温馨片段，并要求家属送一本和李爷爷有故事的相册，结合专业知识和无限的创意制订了一系列康复训练计划，并一步步实施起来。

俗话说"一日之计在于晨"，早上床边交班时，我都会来到李爷爷的身边，轻声呼唤他："李爷爷，早上好，今天天气真好，我们一起去花园散步，好吗？"虽然很多时候，李爷爷只是眼神空洞地望着窗外。交班结束后，我就带着李爷爷去花园散步，散步时我总会给他出"难题"，问他花园里有哪些品种的花，怎么去养护它们等，多数时候李爷爷只是默不出声地看着我手指的方向。

午餐时间，我总是耐心地引导他用那双布满皱纹的手，尝试握住调羹、筷子，这个过程十分艰难。李爷爷也经常发脾气，扔掉调羹选择拒食，但我依然会坚持让他"自食其力"。

午休后，我会用他曾经喜爱的老照片、熟悉的歌曲和物品等带着李爷爷做记忆训练。通常我和他相依而坐，边听着老音乐边陪着他翻看旧相册，一边指着照片，一边用生动风趣的语言讲述"昨天"的故事，从年轻时求学的经历，到与家人相处的温馨时光，再到退休后的悠闲生活。虽然李爷爷的反应常常很微弱，甚至让人怀疑这一切是否只是徒劳，但我从未放弃过，我相信，只要坚持下去，就一定能够看到希望的光芒。

在日常护理中，我会故意将他常用的物品（水杯、眼镜等）放在稍微偏离常规位置的地方，然后鼓励他去寻找；起床后让他自己整理床铺；进餐时自己摆放餐具；在病区走廊活动时，让他找自己的病房等。在每一次的挑战过程中，我都会在一旁引导，给予必要的提示和鼓励，每当他成功找到被"藏"起来的物品或完成任务时，都会露出孩子般的笑容，那份自信心和成就感让他的心灵得到了极大的满足。

我还设计了一系列简单的认知记忆游戏，如图片配对、日常物品命名、简单的数学游戏、拼图等。这些看似简单的活动，实则是对大脑的有效锻炼，还能让他在游戏中享受到乐趣。

同时，我也注重与李爷爷的情感交流。我陪他聊天、散步、听音乐，试图让他感受到来自外界的关爱与温暖。在这个过程中，我逐渐发现，李爷爷虽然失去了很多记忆，但他对情感的感知却异常敏锐。每当他感受到我的关心与爱护时，他的眼神中总会闪过一丝感激与欣慰。

挑战与坚持

然而，李爷爷的阿尔茨海默病的康复之路并非一帆风顺。经过一段时间的干预后，李爷爷的认知能力依然在下降，情绪波动也越来越大。有时他会突然发脾气、摔东西；有时又会变得沉默寡言、拒绝交流。面对这些挑战，我深感压力巨大，但我知道，我不能退缩，必须坚持下去。为了应对这些挑战，我不断调整自己的护理策略。我尝试用更加耐心和温柔的方式与李爷爷沟通，并邀请他的家人参与进来，共同为他的康复努力。我还与其他医护人员交流经验，寻求更好的解决方案。在这个过程中，我逐渐学会了如何与阿尔茨海默病患者相处，如何理解他们的内心世界。

家属的理解与转变

在李爷爷的住院过程中，我也深刻感受到了家属的不易。他们不仅要面对李爷爷病情的变化和反复无常的情绪波动，还要承受来自社会和心理的巨大压力。最初，他们对李爷爷的病情无法理解和接受，甚至对我们的护理工作产生了质疑和不满。有一天李爷爷的儿子怒气冲冲地来到护士办公室，大声呵斥着："我把老人送来治病的！生病就该打针、吃药！每天就看些花花草草、老照片、听音乐的，有什么用？我怎么听说你们还让老人自己吃饭？他能吃饱吗？"

我耐着性子向家属解释道："带李爷爷认识花草是为了刺激他大脑的思维和语言能力，看旧照片是为了维系他与亲人的人际关系，协助他自己吃饭为了锻炼肢体活动度。这些看似日常的活动，其实都是在对李爷爷进行功能锻炼。治疗的过程或许漫长而艰辛，但是只要我们有信心，一切肯定会朝好的方向发展。"听罢，李爷爷的儿子决定再给我们一段时间看看成效。

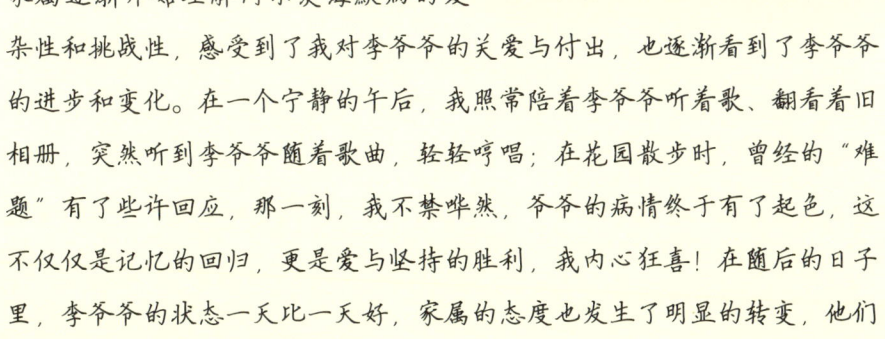

随着时间的推移和我的不懈努力，家属逐渐开始理解阿尔茨海默病的复杂性和挑战性，感受到了我对李爷爷的关爱与付出，也逐渐看到了李爷爷的进步和变化。在一个宁静的午后，我照常陪着李爷爷听着歌、翻看着旧相册，突然听到李爷爷随着歌曲，轻轻哼唱；在花园散步时，曾经的"难题"有了些许回应，那一刻，我不禁哗然，爷爷的病情终于有了起色，这不仅仅是记忆的回归，更是爱与坚持的胜利，我内心狂喜！在随后的日子里，李爷爷的状态一天比一天好，家属的态度也发生了明显的转变，他们从最初的不理解、不接受到现在的积极配合、全力支持。记得有一次，李爷爷在家人的陪伴下成功地完成了一项记忆训练任务,当他用颤抖的手拿起那张熟悉的照片时,他的眼中闪烁着泪光,嘴里呢喃着说想孙子了。那一刻,他的家人也激动得热泪盈眶,他们紧紧握住我的手,连声说道:"谢谢你!谢谢你让我们重新看到了希望!"那一刻的感动与喜悦至今仍让我难以忘怀。

希望的曙光

经过无数个日夜的陪伴与努力,李爷爷的病情终于有了明显的改善。他的认知能力得到了提高,他的情绪也变得更加稳定,他甚至能够回忆起一些过去的片段和经历,这些变化让我们所有人都感到无比的欣慰和鼓舞。

更重要的是,李爷爷与家人之间的关系也得到了修复和加深。他们开始更加珍惜彼此在一起的时光,更加关注对方的感受和需求,更加积极地为李爷爷的康复而不断努力,这种亲情的回归和家庭的温暖让李爷爷的康复之路变得更加顺畅和美好。

反思与展望

面对阿尔茨海默病这样的挑战,我们不仅需要专业的医疗知识和技术,更需要一颗充满爱和关怀的心。通过与李爷爷的故事,我相信用爱、耐心、科学的方法以及和家人的共同努力,可以为患者点亮一盏心灯,照亮他们前行的道路,让记忆的碎片重新拼凑出生活的温暖画卷。在这个过程中,我也收获良多,不仅学会了如何与阿尔茨海默病患者相处和沟通,我还深刻体会到了护理工作不仅仅是一份职业或一份工作,更是一种责任和使命,让我更加坚信了"以患者为中心"的护理理念,也更加坚定了我为护理事业奉献的信念。

蔡钱婷

写于2025年3月

参考文献

[1] 陆林.沈渔邨精神病学（第6版）[M].北京：人民卫生出版社,2017.

[2] 中国痴呆与认知障碍指南写作组,中国医师协会神经内科医师分会认知障碍疾病专业委员会.2018中国痴呆与认知障碍诊治指南（一）:痴呆及其分类诊断标准[J].中华医学杂志,2018,98(13):965–970.

[3] Livingston G, Huntley J, Liu KY, et al. Dementia prevention, intervention, and care: 2024 report of the Lancet standing Commission[J]. Lance，2024,404(10452):572–628.

[4] 田金洲,解恒革,王鲁宁,等.中国阿尔茨海默病痴呆诊疗指南(2020版)[J].中华老年医学杂志,2021,40(3):269–283.

[5] 中国卒中学会血管性认知障碍分会.中国血管性认知障碍诊治指南（2024版）[J].中华医学杂志,2024,104(31):2881–2894.

[6] 中华医学会老年医学分会老年神经病学组,额颞叶变性专家共识撰写组.额颞叶变性诊治中国专家共识[J].中华老年医学杂志,2022,41(8):893–907.

[7] 中国微循环学会神经变性病专业委员会.中国路易体痴呆诊断与治疗指南[J].中华老年医学杂志,2021,40(12):1473–1484.

[8] 中华医学会神经病学分会帕金森病及运动障碍学组,中国医师协会神经内科医师分会帕金森病及运动障碍学组,中华医学会神经病学分会神经心理与行为神经病学学组.帕金森病痴呆的诊断标准与治疗指南（第二版）[J].中华神经科杂志,2021,54(8):762–771.

[9] 中国疾病预防控制中心性病控制中心,中华医学会皮肤性病学分会性病学组,中国医师协会皮肤科医师分会性病亚专业委员会.梅毒、淋病和生殖道沙眼衣原体感染诊疗指南(2020版)[J].中华皮肤科杂志,2020,53(3):168–179.

[10] 中华医学会神经病学分会帕金森病及运动障碍学组,中国医师协会神经内科医师分会帕金森病及运动障碍专业委员会.中国进行性核上性麻痹临床诊断标准[J].中华神经科杂志,2016,49(4):272–276.

[11] 中华医学会神经病学分会神经感染性疾病与脑脊液细胞学学组.克-雅病中国诊断指南 2021[J]. 中华神经科杂志,2022,55(11):1215-1224.

[12] 中国微循环学会神经变性病专业委员会脑积水学组,中华医学会老年医学分会,北京神经变性病学会.特发性正常压力脑积水临床管理中国指南(2022版)[J]. 中华老年医学杂志,2022,41(2):123-134.

[13] 中华医学会神经病学分会神经心理与行为神经病学学组.综合医院谵妄诊治中国专家共识(2021)[J]. 中华老年医学杂志,2021,40(10):1226-1233.

[14] 中华医学会行为医学分会,中华医学会行为医学分会认知应对治疗学组.抑郁症治疗与管理的专家推荐意见(2022版)[J]. 中华行为医学与脑科学杂志,2023,32(3):193-202.

[15] Tetsuka S. Depression and Dementia in Older Adults: A Neuropsychological Review[J]. Aging Dis,2021,12(8): 1920-1934.

[16] 中华医学会神经外科学分会,中国神经外科重症管理协作组.慢性硬膜下血肿药物治疗专家共识[J]. 中华医学杂志,2020,100(8):566-572.

[17] Khaleghzadeh-Ahangar H, Talebi A, Mohseni-Moghaddam P. Thyroid Disorders and Development of Cognitive Impairment: A Review Study[J]. Neuroendocrinology,2022,112(9):835-844.

[18] Obeid R, Andrés E, Češka R, et al. Diagnosis, Treatment and Long-Term Management of Vitamin B12 Deficiency in Adults: A Delphi Expert Consensus[J]. J Clin Med,2024,13(8):2176.

[19] 中华医学会内分泌学分会.糖尿病患者认知功能障碍专家共识[J]. 中华糖尿病杂志,2021,13(7):678-694.

[20] 中国老年保健协会阿尔茨海默病分会,中国中药协会脑病药物研究专业委员会.阿尔茨海默病中西医结合诊疗中国专家共识[J]. 中华行为医学与脑科学杂志,2024,33(2):97-108.